种牙 THE IMPLANT

你找对医生了吗

Have you found the good doctor

主编 金辰

副主编 黄河 刘博 陆爱军 汤雨龙

辽宁科学技术出版社

沈阳

图书在版编目（CIP）数据

种牙你找对医生了吗 / 金辰主编. —沈阳：辽宁科学技术出版社，2016.3

ISBN 978-7-5381-9673-3

Ⅰ. ①种… Ⅱ. ①金… Ⅲ. ①种植牙—普及读物 Ⅳ. ①R782.12-49

中国版本图书馆 CIP 数据核字（2016）第031138号

出版发行：辽宁科学技术出版社
　　　　　（地址：沈阳市和平区十一纬路29号　邮编：110003）
印　刷　者：辽宁泰阳广告彩色印刷有限公司
经　销　者：各地新华书店
幅面尺寸：168mm×236mm
印　　张：10
字　　数：200千字
出版时间：2016年3月第1版
印刷时间：2016年3月第1次印刷
责任编辑：陈　刚　苏　阳
封面设计：甘家耀
插图绘制：张青松
责任校对：袁　舒

书　　号：ISBN 978-7-5381-9673-3
定　　价：60.00元

购书热线：400-670-6622
投稿热线：024-23280336

金辰

科瓦齿科上海金茂大厦门诊　院长

广岛大学齿学部　博士

中国人民解放军 白求恩国际和平医院　客座教授

哈尔滨市牙病防治　荣誉教授

四平市口腔医院　名誉院长、首席种植专家

诺保科（Nobel）中国区　种植签约讲师

韩国AIC种植　临床高级教授

国际牙科研究协会（IADR）　会员

日本口腔美容学会　会员

国际口腔种植医师学会（ICOI）　会员

金辰微博

金辰微信

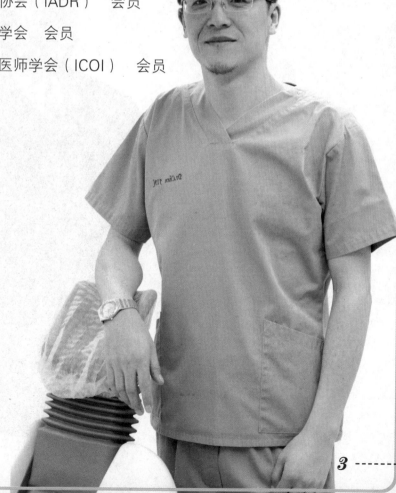

黄河

苏州索菲亚齿科　院长

日本鹿儿岛国立大学　学士

华人美学牙科学会　理事

苏州民营口腔医疗协会　理事

中华口腔医学会　会员

作者简介

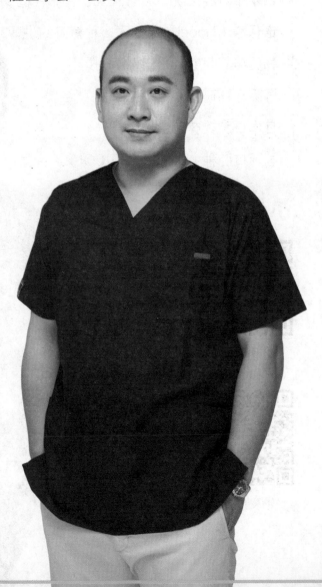

黄河微博

黄河微信

刘博

科瓦齿科上海恒利大厦门诊　院长

德国法兰克福大学　硕士

临床牙周病学杂志　副理事长

美国AAID种植协会　会员

国际种植牙协会（ITI）　会员

中华口腔医学会　会员

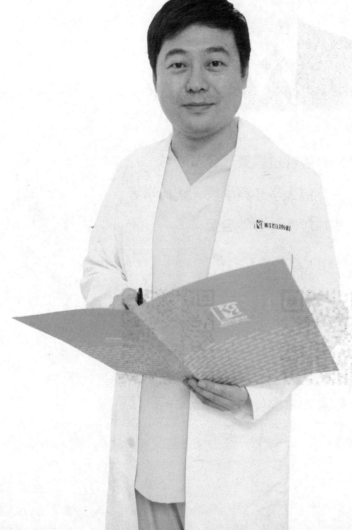

刘博微博

刘博微信

陆爱军

科瓦齿科杭州万象城门诊　院长

作者简介

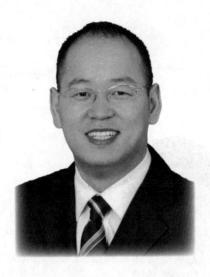

国际口腔种植联盟　会员

法兰克福大学牙科学院　访问学者

中华口腔医学会　会员

陆爱军微博　　　　　　陆爱军微信

汤雨龙

沈阳军区总医院口腔内科　主治医师

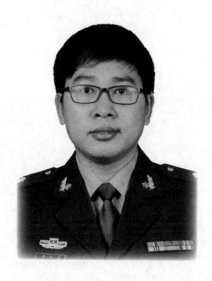

第四军医大学口腔医学院　博士

辽宁省口腔医学会种植专委会　委员

国际口腔种植学会（ITI）　会员

口腔重建科学委员会（FOR）　会员

中华口腔医学会　会员

22年前，我毕业于卫生部直属白求恩口腔医科大学的口腔临床专业。1997年，在日本广岛大学留学期间就开始接触口腔种植，到目前也有18年了，那个时候主要是学习种植的理论知识。从学习种植理论开始到自己开展种植经历了6年的时间。2003年开始正式在临床上开展口腔种植治疗，到目前为止也有12年了。

所有的外科治疗都要经历一个过程，就是从医学生理学认可到医学病理学为基础再到外科临床应用。医学生理学是人体健康的标准，医学病理学是判断疾病的标准。可以说没有医学生理学和病理学的支持，医学外科就缺少了前进的指南针。

口腔种植学恰恰相反，是由种植外科学的发展，反过来推进了口腔生理学和病理学的认可。

在欧美，瑞典Brånemark教授发布口腔种植的发现是在1965年，经过了17年后，也就是在1982年，欧美学者才认可了口腔种植学。

在日本，一直到2000年，口腔生理学和口腔种植学还在辩论这个技术的可行性。

在中国，最先开始被应用的是国产种植体。20世纪90年代初期，大批的国产种植体被应用在患者身上，经过一段时间，医生发现很多种植体的临床效果不佳。进而导致近10年的时间，口腔种植技术在中国的发展基本停滞。

21世纪初始，随着口腔种植在世界范围内的普及，大量的临床应用都得到了非常理想的结果。10～20年的成功率都超过了90％。1965年，Brånemark教授实施的第一个患者在2007年过世的时候，使用了42年的种植体都没有出现大的问题。这些都大大地提升了种植医生的信心，口腔种植开始在中国蓬勃发展。

这些年中国口腔治疗内容的变化，可以说是天翻地覆。从学校最开始的传统治疗方法到目前与国际最尖端口腔治疗方法的接轨，可以说我们这一代牙科医生正经历着口腔专业的高速发展。

根据2008年发表的全国口腔流行病学调查显

示，全国35～44岁年龄段人群中有牙齿缺失的占37.0%；全国65～74岁老年人群中有牙齿缺失的占86.1%。

全国35～44岁年龄段人群中牙周健康率为14.5%；65～74岁老年人群中牙周健康率为14.1%。很多人缺牙，留存的牙齿也都松动，咀嚼无力。这样的情况下会使胃肠负担加重，进而影响全身的健康。

2011年，日本学者森田学等人的报告显示：长期牙齿功能不健全，阿尔茨海默病（前期老年痴呆）的发病率有增高的风险。

临床上可以看到很多人全口牙齿缺失，或者是余留牙齿松动严重，影响健康和美观。

如何经济、简单、快速、有效地解决全口无牙的疾病，让更多的无牙患者重拾"牙好身体好，吃嘛嘛香"的状态，是每一个口腔医师都会面对的难题。我个人认为All-on-4®是一个完美解决无牙颌患者的种植修复方案之一。

2015年春天，为了让更多的牙科医生了解和开展All-on-4®的相关治疗，我出版了华语界第一部关于All-on-4®的专业书籍：《All-on-4®的临床应用技术与技巧》，它是一本针对口腔种植医生的专业书籍。同时为了让更多的国人了解All-on-4®这一技术，我开始策划写一本All-on-4®的医学科普类书籍，这是编写书的初衷。

借此，感谢大力支持本书出版的科瓦齿科董事长占国祥先生，没有他的提及和敦促，这本书不会这么快面世。其次感谢北京和胜假牙制作有限公司董事总经理徐勇技师和科瓦齿科种植修复技师张德美技师，谢谢你们提供的精美技工资料。另外感谢诺保科国际贸易（中国）有限公司的总经理付勇先生，感谢你们对本书的支持和帮助。最后感谢我的太太金玲对我工作的大力支持。

金辰

2015年10月

咨询电话：400-670-6622
网　　址：www.quankou.cn

目
录

第一章

缺牙的危害及不同
治疗方法的优缺点

众所周知牙齿作为身体的一部分，起到咀嚼食物的作用，通过有效地咀嚼使食物更易于消化和吸收。但是牙齿的功能不仅仅是咀嚼食物那么简单，它在人类的生命中行使着各种不同的功能，并对不同的器官有着重要的影响。

例如，失去牙齿我们将不能清晰准确地发音；随着牙齿缺失数量的增大，脸部形态将发生不同程度的变化。

1 牙齿缺失对口腔健康的影响

好多人会认为自己缺少一两颗牙齿没有什么问题，照样可以吃东西，却不了解长期的牙齿缺失对口腔产生的危害。因此，我们从以下几点简单介绍一下牙齿缺失对口腔健康的影响。

1 发音功能障碍

如果是门牙（前牙）缺失不但影响美观，还会造成不同程度的发音障碍。主要是影响齿音(知、吃、诗)、唇齿音(王、我、万)及舌腭音（德、特、难）发音不清晰。在发音时的气流不能被理想地控制（就是我们平时说的漏风），气

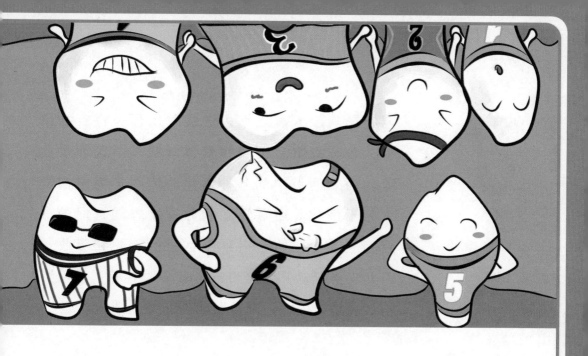

流通过缺牙间隙产生摩擦，舌头在发音时失去正常活动，因而发音不清晰。

② 咀嚼功能减退

缺失后面的牙齿（磨牙）时很少会引起发音功能障碍，但会出现咀嚼功能的下降。一般最先缺失的后牙为第6颗牙齿，也就是六龄牙，其平均寿命大约40年。六龄牙的解剖位置十分关键，与周围肌肉、骨骼关系密切，能负担的咬合力可以达到自身的体重（约60kg）。所以我们做All-on-4®的时候会考虑尽可能恢复到第6颗牙，即第一磨牙。

磨牙缺失过多或全口缺牙时，对咀嚼功

能的影响较大，正常人进食时用牙齿将食物磨碎，与唾液混合使食物变得润湿，不仅便于吞咽，而且唾液中的各种消化酶渗入食物中，使之易于消化。咀嚼还能刺激胃肠蠕动，促进胃液和胆汁分泌，也有助于食物的消化和吸收。因此，磨牙缺损或全口缺牙较多时，除了直接影响咀嚼功能外，还间接影响胃肠道的消化功能。

❸ 诱发牙周病和龋坏

牙齿缺失后，如果没有及时种植修复或镶配假牙，受咀嚼力（咬合力）的影响，缺失牙的相邻两侧牙齿会向缺牙间隙内倾斜、移位，缺牙处上（下）侧相对的牙齿也会逐渐伸长，失去正常的咬合阻力而引起牙齿排列的错乱，致使剩余牙齿失去正常的邻接以及咬合关系，易造成食物嵌塞，久而久之发生龋齿；随着咬合接触的变化，缺失牙周围的牙齿所承受的负担过重（咬合外伤），引起牙齿周围的组织产生病变，即牙周病，口腔内环境进一步恶化。

4 对美观方面的影响

　　当缺失牙齿部位为门牙（前牙）时，即便只缺失一两颗牙齿，也会影响您灿烂的笑容。随着牙齿缺失数量的增加，会逐渐影响面貌的形态。当上下颌的牙齿全部缺失后，由于失去了牙齿的支持，而且牙床丧失了正常咀嚼力的刺激，将会逐渐被吸收，造成面部下1/3高度变短，周围肌肉松弛，红唇、脸颊部内陷，口角下垂，脸部变形随之皱纹也会增多，整个人看起来会比实际年龄更加苍老。

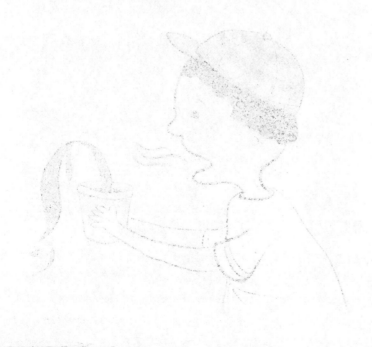

5 缺牙与口臭

咀嚼不充分会减少对唾液腺的刺激，这是引起唾液分泌不足的原因之一。唾液有湿润口腔、调和润湿食物，使食物溶解并促进味觉，便于吞咽的作用。同时唾液还有杀菌的作用。唾液分泌不足将助长细菌在口腔内繁殖，而细菌是产生口臭的罪魁祸首。

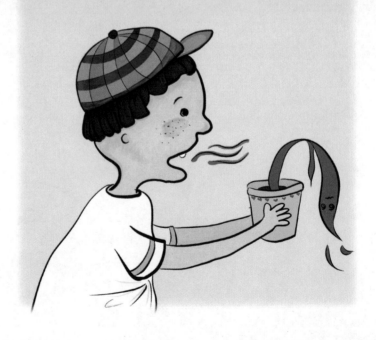

当牙齿缺失较多，而没有及时获得治疗时，剩余牙齿出现的倾斜、移位或向对侧伸长等现象，致使咬合关系紊乱，限制了下颌骨向前或向左右运动的幅度。也有因为一侧缺牙过多无法咀嚼，用另一侧来咀嚼食物，形成偏侧咀嚼习惯，诱发肌肉张力不平衡。偏侧咀嚼长期持续下去会导致左右侧肌肉发达程度不一致，表现为左右脸颊不对称。

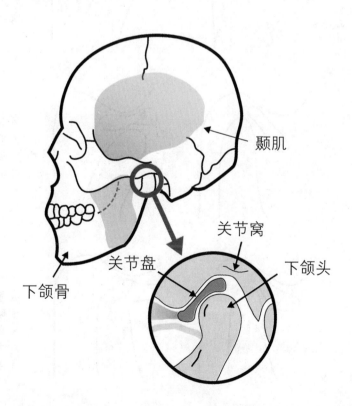

颞肌

关节窝

关节盘　　　　　下颌头

下颌骨

各种不良的咀嚼习惯和异常下颌运动都会引起下颌关节的变化，临床上称之为颞下颌关节紊乱症。刚开始可能会感觉到关节区不适，甚至出现疼痛、张不开口、关节弹响等，严重时会出现关节盘的移位、穿孔、下颌头的破坏和增生等。

闭口时的状态   **开口时的状态**

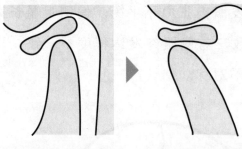

正常的状态
开口时下颌头回转、关节盘与其一起从下颌窝向前方移动。闭口时再一起回到下颌窝。

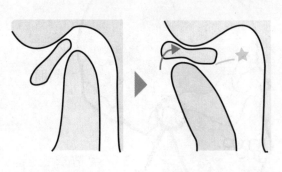

关节弹响的状态
关节盘位置异常，当关节盘恢复到正常位置（下颌头上方）时发出弹响。

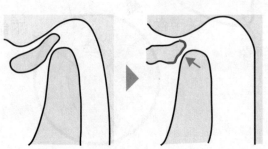

开口困难的状态
位置异常的关节盘无法恢复到下颌头上方，而变成障碍物，使下颌头无法向前方移动，造成微张口状态。

2 缺牙对全身健康的影响

牙周病和龋齿是导致牙齿缺失的两大原因，两者加在一起占牙齿缺失原因的70％以上。很多研究者得出这样一个理论，牙齿缺失超过一定的数量时整体的咀嚼功能会下降，所以有牙科团体提出"8020运动"，也就是80岁的时候还能保留20颗自己的牙齿。

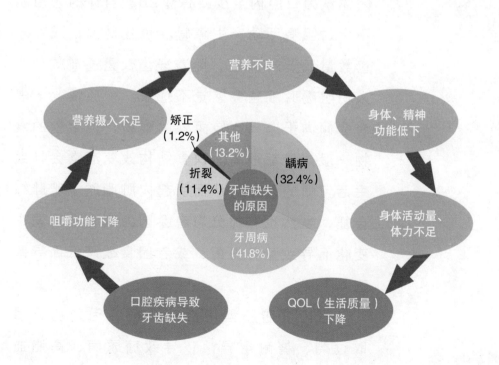

1 缺牙与消化吸收

口腔是消化道的入口，牙齿起着切断、咀嚼食物的重要作用。食物消化时需要唾液、胃液、胆汁等各种消化酶与之充分混合之后才能被身体消化吸收。食物没有得到充分的咀嚼，就不能与消化酶充分混合，消化酶也无法发挥其作用。

我们从另一个角度来考虑"8020运动"，团体认为口腔内至少要保留20颗自体的牙齿才不会对咀嚼活动产生障碍。也就是说，残存牙齿数量低于20颗后，随着牙齿数量逐渐减少，人们咀嚼时就越会感觉不舒服。一般情况下患者会倾向于选择比较柔软的食物，但柔软的食物一般热量都很高。饮食结构改变通常会导致生活习惯的改变，从而引起内脏脂肪型肥胖综合征，当然也有部分患者会因为饮食结构发生变化而导致营养失衡、或者因食欲降低而导致营养不良。

而内脏脂肪型肥胖综合征会因为糖分摄取过剩、糖耐量异常，导致糖尿病、高脂血症、冠心病等多个危险因子在一个人体内同时存在。另一方面，长期的营养失衡和营养不良将无法维持正常肌肉运动所需要的蛋白质，致使肌肉力量降低、运动能力减退，生活质量（Quality of Life，QOL）下降，所以牙齿缺失后更需要引起重视。

　　还有部分患者不会因为牙齿缺而改变饮食习惯、咀嚼习惯，但是同样的咀嚼次数却无法达到适合胃肠道吸收的食物量，增加了胃肠道的负担，促进过量的胃液、胆汁的分泌，从而引起胃肠疾病。

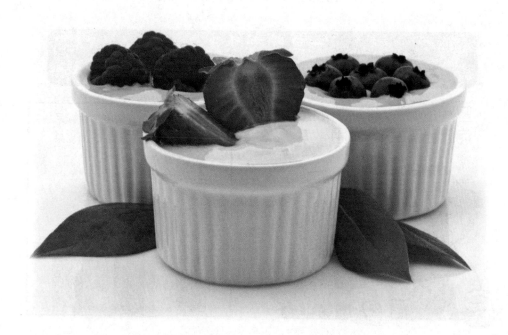

② 缺牙与老年痴呆

东北大学（日本）对老年人缺牙与老年痴呆的统计结果显示，健康的老年人平均拥有14.9颗牙齿，而老年痴呆症的患者平均只有9.4颗牙齿。牙齿越少越容易影响大脑参与记忆、学习、思考等功能的部分。当牙齿完全丧失或者仅拥有少部分牙齿且不能构成咬合时，咀嚼对脑的刺激就会完全消失，从而影响大脑活动。也有其他研究结果显示，与拥有20颗以上牙齿的老年人相比，缺牙的老年人患痴呆症的风险高1.9倍，牙齿缺失会加剧记忆力的衰退，

一旦牙齿缺失，痴呆症的发病率将增加1.5~2倍

坚固的牙齿对预防痴呆症起到重要的作用！

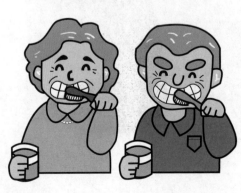

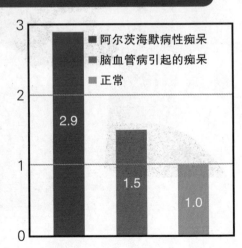

- 阿尔茨海默病性痴呆
- 脑血管病引起的痴呆
- 正常

2.9
1.5
1.0

更易导致老年痴呆。

对老年痴呆症患者口内的调查结果显示，大多数患者为无牙颌、或者长时间无法正常咀嚼的人。牙齿缺失之后牙周膜自然也会消失，于是对大脑的刺激也会消失，但是通过种植修复或者假牙修复能恢复对大脑的刺激，只不过想要与口腔内状况完全吻合，只能通过种植修复来实现。

3 牙齿缺失的治疗选择及优缺点

牙齿缺失后不但影响咀嚼功能，且影响美观，及时修复是很有必要的。假牙的装镶方法有三种：

- 活动假牙
- 桥修复
- 种植牙

那么，牙齿缺失后选择哪一种修复方法呢？这三种治疗方法各有其利弊，选择的依据主要是按口腔里缺牙的数目和现存牙齿的健康状况来决定的。我们先来介绍一下这三种方法的区别。

1 什么是活动假牙

活动假牙由塑料部分（基托部分）、假牙和有弹性的金属（固位体）组成，可以自由取戴。它需要黏膜、黏膜下的骨组织以及周围的牙齿作为支持。

单颗牙齿或少数牙缺失的活动假牙承受的咀嚼压力大部分是靠周围的牙齿来负担，还有一小部分由缺牙处的牙龈和牙槽骨来承担。因此，活动假牙即使在两侧邻牙并不太坚固的情况下也可装镶。

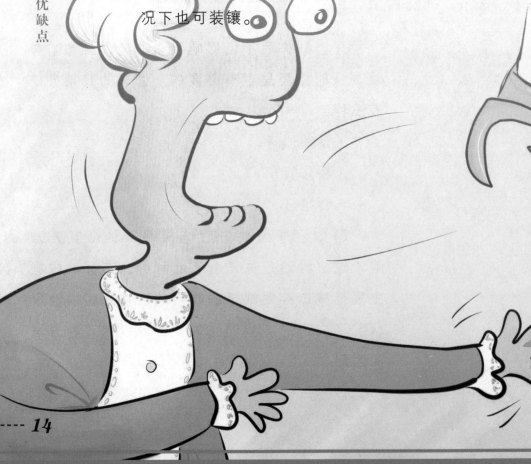

活动假牙的优点是操作比较简便，磨牙较少，可以自由取戴，便于清洗，有利于口腔卫生。活动假牙相比桥修复的适应范围广，能修复更多缺失牙，从缺一颗牙到几颗牙，甚至全口牙的缺失都可适用。

　　其缺点是装镶以后的适应时间稍长，需要经过较长的时间才能习惯。还有一种新方法是隐形假牙，它不需要弹性金属部分，而是用有弹性的并且与牙龈颜色相近的特殊塑胶做固位体，但有时不易取戴，而且对周围牙齿的状态要求比较高。

2 什么是桥修复

桥修复也叫固定假牙或固定桥。它是将缺牙部位前后的健康牙齿磨小，把假牙固定在上面，犹如造桥一样。这种方法要求缺牙部位前后必须要有稳固的桥基（基牙），粘接后患者自己不能自行取戴。

桥基（基牙）不单单是要把牙齿磨小，还要使两端基牙达到平行（共通就位道）状态，这就需要磨掉许多健康牙体，因此有时会引起牙神经的病变（酸痛的症状）进而需要杀死神经。形态修整之后，用印模材取下模型，再请技师制作一个3颗连在一起的牙冠。冠的材质可以是金属、金属烤瓷或者是近几年出现的生物相容性良好的氧化锆类全瓷冠。

桥修复的优点是体积小、舒适，无异物感，装入口腔后容易习惯；咀嚼功能比活动假牙要大。缺点是两端牙齿的条件要好，在制备时，要磨除许多基牙（两端的牙齿），对医生制备要求条件较高。也有些患者常会因磨牙带来的酸痛而不喜欢桥修复。

另外，用桥修复的患者缺失牙齿不能过

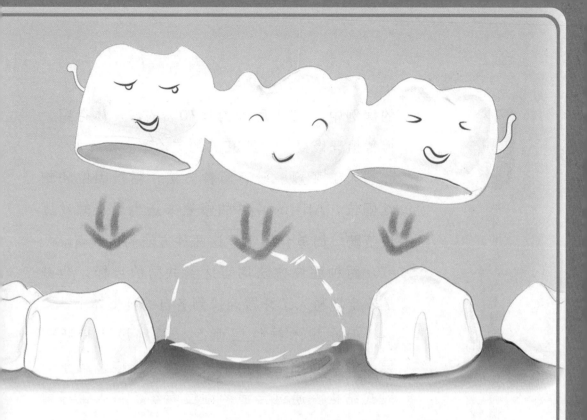

多，1～2颗牙齿缺失时比较适合。桥修复因为需要制备两端的基牙，如果一旦出现问题，就会得不偿失，继而需要对基牙进行治疗。

3 什么是种植牙

种植牙又称人工种植牙，并不是真的种上自然的牙齿，而是通过手术方式，将与人体骨质兼容性高的纯钛人工牙根（种植体）植入缺牙区的牙槽骨内，经过2～6个月后，当人工牙根与牙槽骨结合后，再在人工牙根上制作牙冠。

根据文献报道，在利用天然牙齿进行修复

的病例中，10年后大约有70％的修复体存留，但种植牙修复已达到95％的成功率。

人工牙冠一般有两种方法，粘接固位和螺丝固位，All－on－4®的修复方法也属于螺丝固位范畴。简单介绍一下这两种方法的优缺点。

两种固位方法均可达到共同的目标，也就是安全地将人工牙冠连接到各自的种植体上。

但在技术结构层面上，两种设计有所差异。螺丝固位是利用中央螺丝来连接，属于一段式结构。通过合适的固位螺丝，将人工牙冠与种植体相连接。

粘结固位则是由几部分组成，包括基台

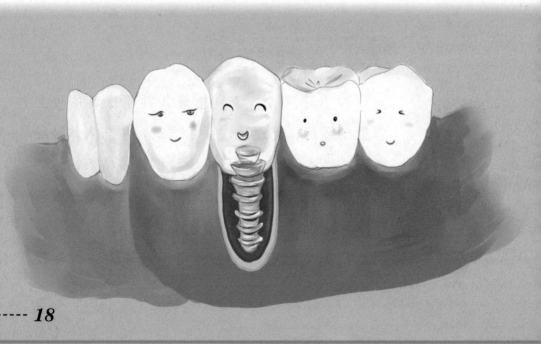

（桩）、中央螺丝、人工牙冠。先将基台用固位螺丝固定到种植体上，之后使用粘结剂把人工牙冠粘结在基台上面。因为基台的固位螺丝不暴露在牙冠上，所以相比螺丝固位对种植

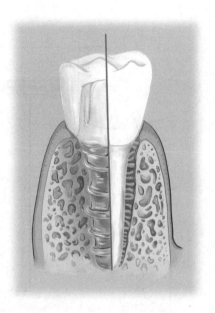

体的植入角度要求不是很高。

　　螺丝固位的人工牙冠可由口腔医师随时拆卸进行清洁，还可将其拿出口腔外在技工工作室进行修理或延长，并且不会造成修复体的损坏。如果临床上发现病变，由于人工牙冠可以方便地拆卸而不造成损伤，因而随时可以进行适宜的治疗。但是，由于中央螺丝的穿孔会干扰咬合并影响整体的美观性，因此造成适应证范围局限。

---

*All-on-4®技术：一种治疗全口无牙患者的口腔种植技术。

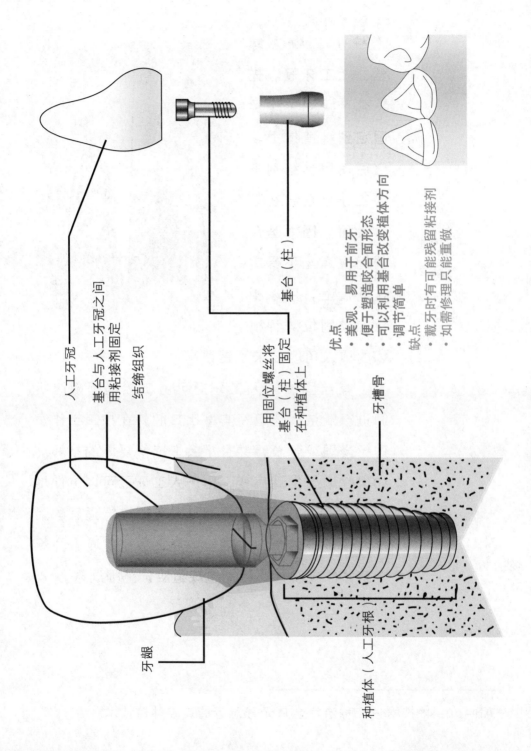

人工牙冠

基台与人工牙冠之间
用粘接剂固定

结缔组织

用固位螺丝将
基台（柱）固定
在种植体上

基台（柱）

优点
· 美观、易用于前牙
· 便于塑造咬合面形态
· 可以利用基台改变植体方向
· 调节简单
缺点
· 戴牙时有可能残留粘接剂
· 如需修理只能重做

牙槽骨

牙龈

种植体（人工牙根）

在简单病例上使用粘接固位没有太大的问题，但是如果是较为复杂的修复体，例如All-no-4®还是建议使用螺丝固位。

4 单颗、多颗、半口、全口缺失的治疗选择

牙齿缺失后，剩余牙齿会像"多米诺骨牌"一样产生连锁反应，导致缺失牙齿附近的其他牙齿相对更容易出现问题。当牙齿缺失时，缺失牙旁边的牙齿就会失去支撑力，逐渐向缺牙的间隙发生倾斜或者移位；与缺失牙上下相对的牙齿也会因为失去对侧的咀嚼压力而向缺牙的部位逐渐伸长，最终使缺牙间隙逐渐变小。

相邻牙齿的倾斜和上牙（下牙）的伸长，都会增加镶牙的难度。某些情况下需要将已经过长的牙齿磨短或者用矫正的方法拉回原来的位置后才能镶牙，还有一部分患者甚至会完全丧失镶牙的条件。牙齿缺失的时间越长，出现上述情况的可能性就会越大。某些情况下，缺失的牙齿长期不做治疗的话，可能会使整排的牙齿位置都发生变化，导致缺失牙齿的一侧吃

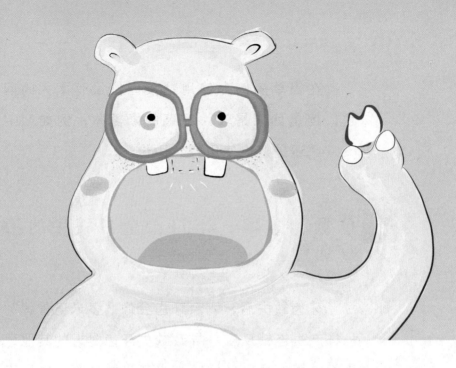

饭时不舒服而改用另一侧牙齿的单侧咀嚼。

就像一侧爆胎后的汽车一样,整部车都会失去方向,即便有经验的司机可以抓紧并控制方向盘,也很难到达目的地。长期只使用一侧牙齿咀嚼,会造成这一侧的肌肉发达,而缺牙一侧的肌肉和颌骨因长期不使用和缺少刺激,则会发生萎缩。这样就会造成面部的不对称,严重影响美观。此外,长期使用一侧牙齿咀嚼也可能会造成咬合紊乱和产生颞下颌关节疾病,单侧牙齿长期负担过重也易引起牙周疾病。

牙齿缺失后随着咬合力的变化,牙周病、蛀牙的进一步发展,口腔内丧失的牙齿也就会越来越多,最终有些患者会变成半口牙齿(上颌或者下颌所有牙齿缺失）或者全口牙齿缺失。

我们建议牙齿缺失后选择种植牙修复的最大理由是，种植牙能在不影响周围牙齿的同时恢复原来的咬合力，这是其他修复方式做不到的。

1 单牙缺失选择的社会调查

临床上单颗牙齿缺失的病例最多，一般我们有3种修复方式可以选择。

A. 活动假牙

B. 桥修复

C. 种植牙修复

我们随机选择了1000位20～50岁的客人，做一个小小的调查。"如果您缺失一颗牙齿，您会选择哪种治疗？"

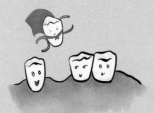

活动假牙

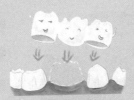

桥修复

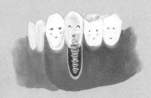

种植牙修复

我们得到了这样一个答案，有1/3以上的客人选择了种植牙修复。这1/3的客人一般都对种植牙有一定的了解，有的人已经做过种植治疗，他们有着不同的理由。

35岁女性，上海

"虽然价格比较贵，而且需要将钉子埋到骨头里，但是是送给母亲的礼物，看到母亲能像以前一样舒服地吃东西，我们也很高兴"

42岁女性，北京

"在没有牙根的地方植入了新的牙齿，等了段时间给我做了和其他牙齿一样颜色的牙，真的像重新长出来一样，太神奇了"

50岁女性，北京

"觉得种植牙还是有些贵，但是如果真的需要镶一颗牙的话，我想我应该选择种植牙，活动假牙看着太不舒服了"

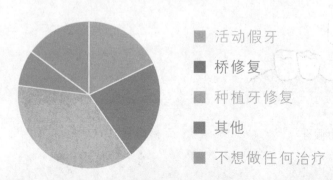

■ 活动假牙
■ 桥修复
■ 种植牙修复
■ 其他
■ 不想做任何治疗

② 单颗、多颗牙缺失的治疗对比

a. 各种治疗法的对比

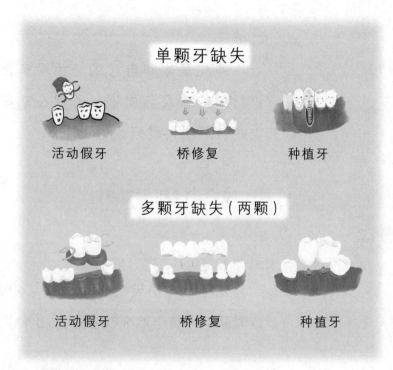

单颗牙缺失

活动假牙　　　　桥修复　　　　种植牙

多颗牙缺失（两颗）

活动假牙　　　　桥修复　　　　种植牙

· 外观、感觉

活动假牙

　　假牙的金属部分比较明显，容易被看到，会让人觉得年老。偶尔说话、吃饭时会脱落。

桥修复

外观和不适感比较少，如果使用全瓷材料（不含金属）修复会更美观，但费用较高。

种植牙

外观基本和自己的牙齿没有区别。近年全瓷材料的普及与发展，不仅在功能上，外观上也能自然地再现牙齿的形态。

b. 咬合力（咀嚼能力）

活动假牙

活动假牙是天然牙的30％～40％，如果是全口假牙则只有自然牙咬合力的10％～20％。

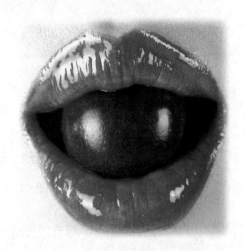

桥修复

会因为基牙（缺失牙前后的天然牙）状态而有所改变，一般估算为自然牙的60％。

种植牙

基本与天然牙有同等的咬合力。

c. 咀嚼的不适感

活动假牙

因为咬合力差，咀嚼效率低，吃饭前需要将食物切成小块，或者吃软一些的食物。在吃年糕或嚼口香糖等有黏性的食物时，会十分困难。咀嚼的时候，牙床的黏膜部分有可能出现疼痛。

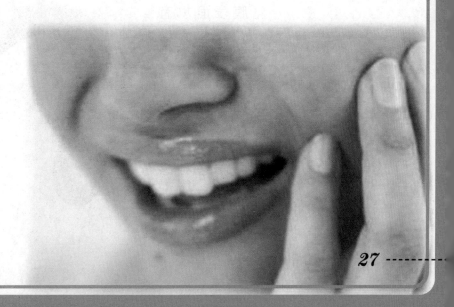

桥修复

如果基牙没有问题，并得到良好的牙体预备（做桥修复之前将两侧牙磨小）、印模（咬牙印）、设计、制作，基本能达到与天然牙一样的效果。

种植牙

与天然牙的咀嚼感觉相同。

· 对味觉、温度的影响

活动假牙

活动假牙一般由树脂、和金属组成，所以对感受食物的温度、味道有一定的阻碍。因为上腭（上牙堂）的黏膜表面也有部分味觉、温度感受器，所以如果假牙的部分多，自然会影响各种感觉。

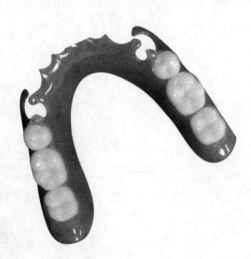

桥修复

与天然牙的味觉、温度感受相同。

种植牙

与天然牙的味觉、温度感受相同。

d. 牙床（牙槽骨）的吸收

活动假牙

牙齿缺失后，缺失牙齿位置的牙床会变瘦变矮，也就是牙槽骨吸收。而且活动假牙对牙床上黏膜的压迫以及自身的微动，会更促进牙槽骨的吸收。

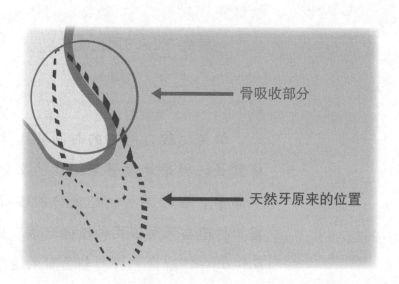

骨吸收部分

天然牙原来的位置

桥修复

与活动假牙相比没有对黏膜的压迫、微动，但不能阻止牙槽骨自身吸收。

种植牙

有一定的预防牙槽骨吸收的作用。

e. 治疗周期

活动假牙

简单的活动假牙可以在1个月左右的时间内完成。

桥修复

一般会在2~3周内完成。

种植牙

单纯比较，所需的时间要比活动假牙、桥修复长，但是从需要来门诊的次数相比，其实不算多。在牙槽骨状态允许的情况下，即刻负重（种植当天可以用种植体吃饭）也是可能的。All-on-4®就是一种即刻负重的治疗方法。

f. 治疗后容易出现的问题

活动假牙

　　活动假牙戴在黏膜上，而黏膜又属于软组织，随着时间的推移黏膜会有变化，于是就需要经常地调节假牙与黏膜面接触的一侧，用着非常不舒服的时候还需要重新制作。

桥修复

　　初次制作的时候需要磨掉大部分的牙釉质，也就是人为地磨掉了牙齿最坚硬的保护层，导致基牙比天然牙更容易得蛀牙。当任何一侧的基牙被蛀了，都需要重新制作修复体。

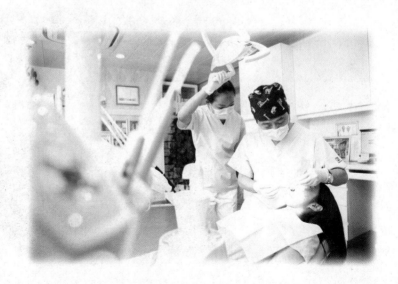

种植牙

　　一旦种植体与骨结合后，就可以获得非常稳定的状态，但患者需要定期检查、维护，注意牙周病的防治。

g. 可以使用的年数

活动假牙

　　缺失牙齿的状态不同，一般不会超过3～4年。

桥修复

　　平均寿命7～8年，一般5年以上出问题的几率比较大。

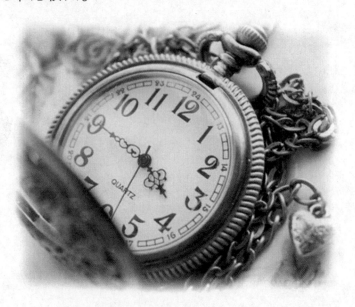

种植牙

有资料统计，种植体10年以上的生存率超过90%。

h. 治疗的费用

活动假牙

活动假牙的费用是最低的。

桥修复

桥修复的费用一般根据材料而定，临床上用的有金属材料、金属烤塑、贵金属烤瓷、全瓷材料等。

桥修复时，缺1颗牙齿至少要镶3颗冠，所以如果选择某些进口全瓷氧化锆材料，总的价格算起来可能比种植牙还要贵。患者在选择材料的同时，也要考虑主治医师的技术以及与医师合作的技师。

种植牙

种植牙的价格根据品牌、生产国家的不同而有所区别。历史比较悠久的种植体一般在欧洲，亚洲的品牌相对较年轻，所以价格也比较亲民。总体来讲治疗费用比桥修复和活动假牙要高。

种植体代替人类的牙根，植入到人类的颌骨中。人类的第一副牙齿是乳牙，一共20颗；第二副牙齿是恒牙，一共28~32颗；种植牙也被称作人类的第三副牙齿。

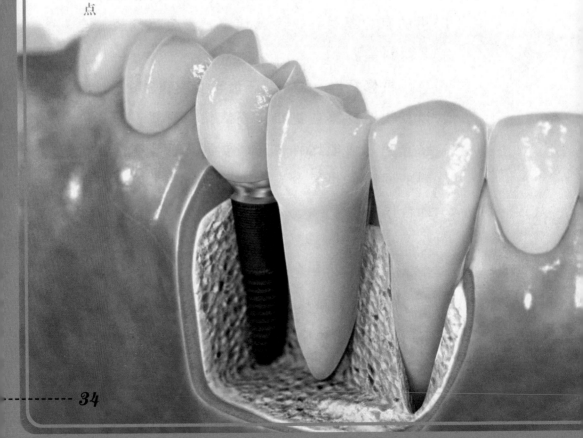

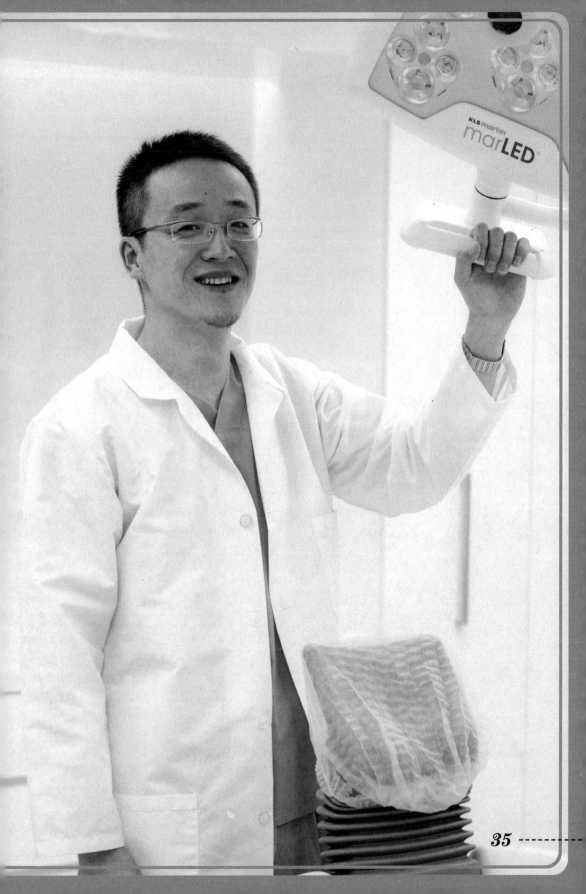

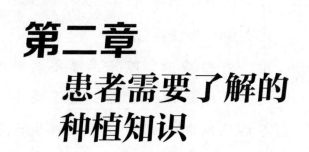

第二章

患者需要了解的种植知识

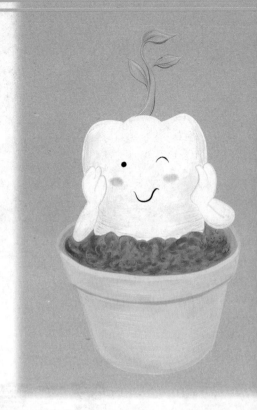

1 口腔种植简介

口腔种植牙是在儿童乳牙、成人恒牙之后，人类的第三副牙齿。因为缺牙而导致的咀嚼不方便或者经常使用一侧健康的牙齿咀嚼使牙齿使用过度、寿命减少，吃东西嚼不烂影响胃肠道消化；又或是缺牙之后变得不美观、说话漏风等这些问题，都可以通过种植牙得到很好的解决。

所谓种植牙，是将一颗类似螺丝钉的金属（一般以纯钛作为材料）种植体，通过外科手术的方式植入缺牙部位的牙槽骨内，以代替天然牙的牙根。经过一段时间的恢复和愈合（一般上牙需要4个月，下牙需要2个月），骨头会围绕种植体紧密生长起来。这时医生会取得模型寄到加工所制作最后的假牙部分，再送回医院调整之后戴入口内。这种牙齿不像桥修复那样磨损与缺失牙齿相邻的健康牙齿，以获得固定的效果；也不像活动假牙那样带着金属卡环（外观像个弯钩）和树脂基托，戴在嘴里既不方便，也不美观，用起来也不舒服。

口腔种植学历史悠久，早在1809年就有学者进行探索。现代口腔种植学开始于20世纪中期，众多学者先后尝试了不同材料和方法进行种植研究和临床应用，但均无突破。直到20世纪50年代中期，瑞典的Brånemark教授经过大量的研究，研究提出了骨整合的理论，即"负载的种植体表面与周围发育良好的骨组织之间在结构和功能上的直接结合"。那时发现金属钛按照生物学、生物化学、生物工程学的原理设计和制作，加工处理，做成形态适合的种植体，再通过合理的手术将它种到骨头里，可以和骨头紧密结合。之后又通过大量的实验和临床研究，使种植牙得到了丰富的发展，为口腔种植奠定了基础。1965年，Brånemark教授将种植体应用于临床，完成了史上第一次种植修复。

2 种植材料的选择

目前，口腔种植体的材料可以分为金属类、陶瓷类、碳素材料、高分子材料、复合材料等。

①金属类材料在满足生物相容性（与人体基本上无排斥反应，可以长期使用不变性）的前提下，具有突出的机械性能优势（强度、力的传导、稳定性等都很好），使其成为应用最早，至今仍被广泛使用的材料，其中纯钛具有良好的生物学和力学性能，因此成为目前最广泛、最受青睐的种植体。

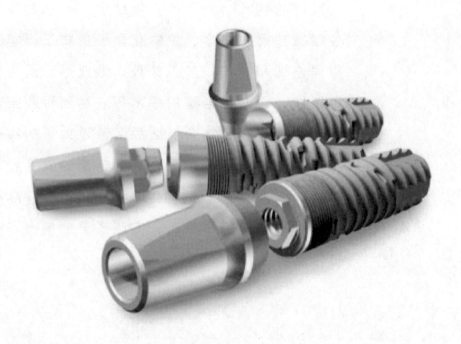

②陶瓷较金属材料也具有其优点，如生物相容性好。部分陶瓷还有引导种植体周边的骨组织生长成型的作用。因为色泽与自身牙齿接近，陶瓷也逐渐成为近年生物材料发展的一个热点。

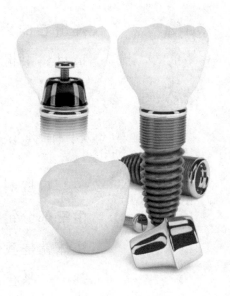

③碳素材料主要是一种玻璃碳，虽然与人体的排斥小且性能相对稳定，但脆性比较差，容易折断。

④高分子材料的弹性低，与骨头的适应性很好，可惜强度比较差，随着长时间使用容易出现老化和降解的问题，所以目前极少作为种植材料。不过随着它自身性能的改善和提高，有可能成为未来的一种潜在种植材料。

⑤复合材料主要是利用涂层技术，将生物活性材料涂于金属材料表面，弥补各自材料不足，形成一种新的理想化材料。但由于传统涂层方法存在缺陷，如今这类复合材料还未能发

挥出它的巨大优势，不过这也使其成为未来种植材料中相当有前景的研究方向。

3 种植体的结构

　　口腔种植主要使用两段式种植体。种植牙由三部分组成，即种植体、基台和上部结构。种植体就是我们通过手术植入骨头中的类似螺钉的部分；基台是通过一颗小螺丝与种植体连接在一起的部分。基台的一部分在牙龈以下，另一部分露在牙龈外面，以此连接种植体和上部结构；上部结构根据不同的做法可以分为：人造牙冠，（就是我们经常说的牙套），金属支架加人造牙冠，金属支架加烤塑牙（类似于活动假牙）等。

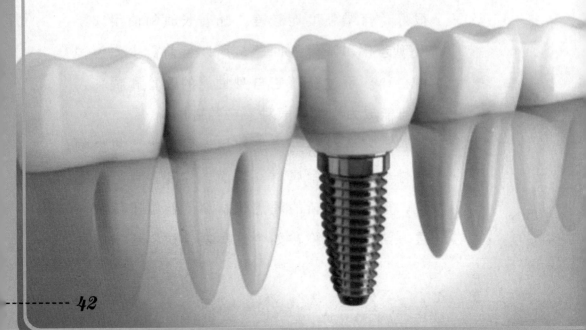

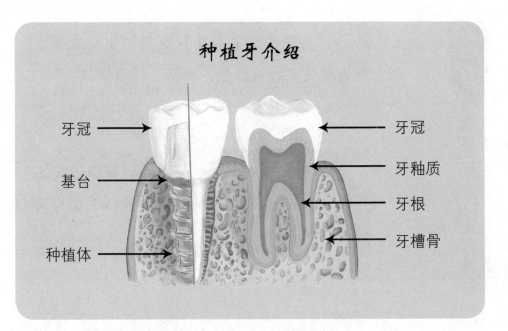

种植牙介绍

牙冠 ← 牙冠
基台 ← 牙釉质
种植体 ← 牙根
← 牙槽骨

种植修复过程一般分为两个阶段。第一步是把种植体种到骨头里；第二步则是在种植体上面镶假牙。

种植牙过程

① ②

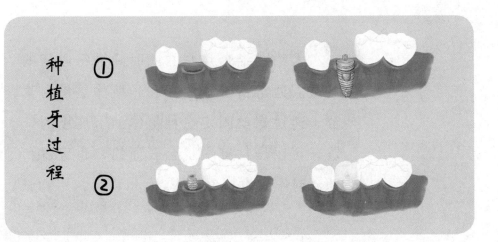

通常情况下，拔牙之后的第一次手术需要先将种植体植入骨头，缝合伤口。

经过一段时间，种植体与骨组织牢固的结合在一起后，再进行种植体上面假牙的制作。

到时候我们需要取模型（用专业的材料把口腔内牙齿和牙龈等组织的形态复制下来。再用石膏灌注出一个形态一致的模型）并将模型送加工厂进行假牙的制作。

大约过半个月左右的时间进行假牙的试戴。通常情况下假牙和种植体是借由基台（通过螺丝固定在种植体上）连接的，假牙可以是粘接在基台表面的，也可以和基台制作成为一个整体。

根据种植时机和修复时机的选择，种植可以分为以下几种情况：

（1）即拔即种即刻负重。通俗的讲法就是，拔牙、种植及种植体上部的假牙（这种假牙一般是通过螺丝直接旋紧到种植体上的）是同一天完成的。

患者种植后就可以恢复美观、发音正常，而且还能立刻咀嚼受力。手术当天完成的假牙是临时假牙，等种植体与骨头牢固结合后，还需重新取得口腔里上下牙齿的模型并制作最适合自己的种植体上的永久假牙。这种种植方式的优点是，从拔牙到戴永久假牙的过程中，患者一直都有牙齿，不影响美观，发音，也能在最大程度上能让患者咬东西。但是，这种种植对患者的骨质要求较高，一般只适合前牙。近年来兴起的无牙颌种植技术又叫All-on-4®技术（所谓All-on-4®种植牙修复，通俗来讲，就是将全口缺牙、半口缺牙的患者，通过植入4颗种植牙来达到重建整排牙齿的目的）。一般可做到即拔即种即刻负重。

（2）即拔即种延期负重。所谓即拔即种，是指拔牙和种植手术同时进行。

等待种植体与自己的骨头牢固结合之后，再取模型制作假牙进行永久修复。患者会有一段时间需要佩戴活动假牙。一般只有拔牙创口比较小，且种植体植入过程中能够保证初期稳定性的情况下才适宜这种情况。

（3）延期种植即刻负重。拔牙后经过一段时间，等拔牙窝内的骨头恢复一些后，再进行种植手术。

手术后立即取模制作临时牙（一般是通过螺丝直接旋到种植体上的），手术当天即可戴入临时的假牙。待种植体与自己的骨头牢固结合后，再取模型制作假牙，进行永久修复。

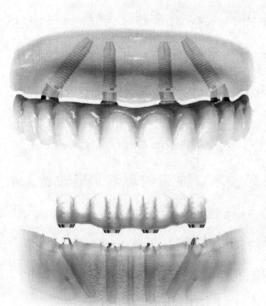

（4）延期种植延期负重。这是最传统的种植修复方式，也是耗时最长但最通用的修复方式。拔牙、种植手术及种植体上部修复之间均需要三到六个月的等待时间。这种方法可以确保牙槽骨的愈合达到良好的状态，给种植体提供足够的支持力。

4 "All-on-4®"

　　牙列缺失的种植修复在口腔医学界被认为是比较复杂的病例。在全口无牙或者半口无牙（上颌或者下颌部位全部牙齿缺失）的情况下，传统种植牙技术需要植入6~8颗种植体，才能达到对全口牙齿的承重受力要求；并且需要患者的牙槽骨达到一定要求才可以种植，有些患者因为缺牙时间过久或口腔疾病的原因而导致牙槽骨萎缩，即使经过上颌窦内提升和外提升等骨培植手段，仍然达不到传统种植牙对骨量的基本要求，这样的情况就无法做种植牙了。口腔种植学经历了近50年的发展，随着医学技术的不断进步，葡萄牙医生Paulo Malo博士发明的"All-on-4®"种植技术已成为无牙颌患者最佳的修复治疗解决方案。

　　"All-on-4®"全口种植一日重建技术由于其特殊的植入方式和力学设计，通过导板种植精准定位，创口极其微小，可以实现即刻种植即刻安装假牙，在种植体植入后5~7小时，即可完成从制取模型到假牙制作的全部过程。整个手术过程一次性完成，而且种植的牙齿当天就可以用来吃东西，是真正即种即用的种植牙。这种技术大大缩短了诊疗周期，让一些老年人可以更快地享受牙齿健康，更快地改善晚年生活质量。

"All-on-4®"全口一日重建技术的核心在于两颗前牙部位的种植体垂直植入牙槽骨内，而两颗远中部位的种植体采取倾斜角度植入牙槽骨内，然后在种植体的基台上安装"拱形连桥"牙冠，这样整个种植牙的受力就呈现出"拱形"的特征，即一点受力会均匀地分布到整体，这在力学上是最为稳固的形状。

一般而言，全口、半口无牙的患者是"All-on-4®"的适应人群。对于想做种植牙修复但是骨量不足，又不想通过植骨来完成种植牙修复的患者来说，"All-on-4®"技术毫无疑问是最佳的解决方案。该技术一般不需要植骨，不需要上颌窦提升，即便是口内余留牙的健康状况不是很好，同样可以完成当天拔除患病牙，当天植入种植体，并且当天完成牙齿修复，恢复咀嚼功能。不仅减少了患者术后的痛苦，也减少了费用，还大大缩短了治疗周期。

5 种植的成功与养护

　　为了保证种植手术的成功和种植牙能用得长久，患者在种植前、种植过程中以及种植假牙戴牙以后应该根据医生的要求做到以下几点，并且及时和医生沟通。

　　首先，种植之前的准备阶段，必须要进行一次全面的口腔检查及维护，包括拍摄口腔CT片以确保医生可以明确判断骨头宽度、厚度、密度等

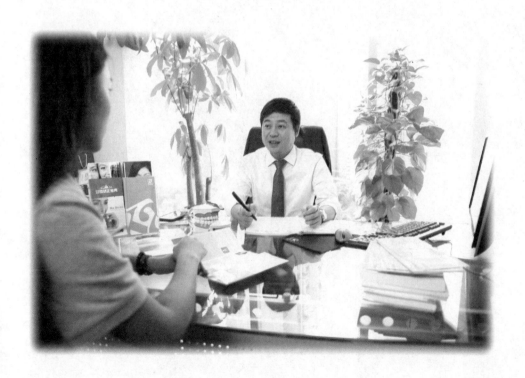

情况，从而选择最适合的种植体的尺寸、最恰当的种植时机和方式。检查完成后，需要针对牙周方面做治疗。这方面的治疗包括牙周基础治疗洁治和牙周系统治疗。例如洗牙、刮除牙龈深部的牙结石和菌斑，有的还需要把牙龈切开来保证清洁得更彻底。只有建立了健康良好的口腔环境，才能不影响种植体与周围骨头的结合，保障种植的成功。

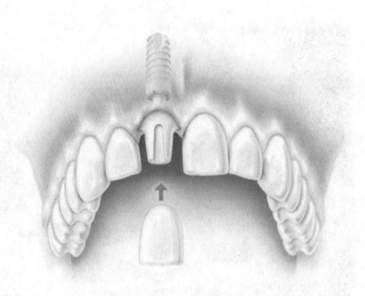

有的患者还需要提供全面的全身健康检查。医生会对患者进行全身系统性疾病史、用药史、过敏史、传染病史等进行询问，确认没有异常，以降低种植手术的失败或者是其他更加严重后果的可能性。另外在手术过程中，患者最好积极配合张嘴、吞咽等指示动作，尽量放松自己，避免因为过度紧张而不能配合手术的完成。

手术结束后，认真听取医生介绍的注意事项非常重要。包括术后的口腔护理、饮食、烟酒和运动的控制等。

最后，患者在戴完牙之后，还要配合医生定期复诊。通常的复查周期在3个月到半年。复诊时要积极配合医生进行相关的维护，包括洗牙、拍摄X线片来观察种植体情况等。一旦种植假牙出现不舒服或者其他异常情况一定要及时与医生沟通，及时去进行手术的医院或听从医生介绍到指定医院解决问题。这样才能保证种植牙的使用更长久。种植牙不是一劳永逸的事。种植牙本身虽然不会发生龋坏，但植体周围的组织还是会因为细菌感染而产生病变。如果放任不去管它，完全有可能会出现植牙术后失败的危险。因此，种植术后维护和保养也一样很重要。

6 口腔种植的优缺点

优点

（1）舒适：种植牙和自己的牙齿一样，没有传统活动假牙的金属卡环、基托等外部结构，所以没有异物感，不会造成恶心、干呕，也不会影响发音。没有传统假牙的基托对上腭黏膜的覆盖和遮挡，对味道的敏感程度依旧灵敏，吃东西也更香。很多患者反映经常忘了嘴巴里还有假牙。种植牙清洁起来非常方便，因为是固定在种植体上面，不用每天都拿下来清洗，所以只要像平时一样认真刷牙，牙线也可以正常使用。

（2）美观：种植牙的外观形态、颜色、尺寸等都是根据使用者的情况量身定制的，不用在缺失牙的两侧牙齿上面放置卡环，或者是在牙龈上设计基托，让人几乎看不出来是真牙还是假牙。

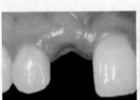 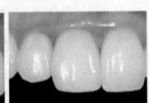 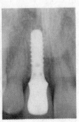

种植修复前　　　　种植牙修复后　　　　牙片结果

活动假牙　　　　　桥修复　　　　　种植牙

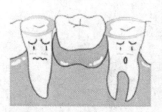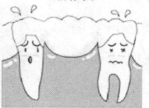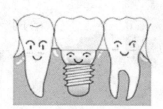

（3）微痛：种植牙手术是外科手术中比较小型的那种，一般手术过程是十几分钟至数小时不等，在麻药的帮助下，手术过程没有疼痛感，手术后麻药消退后会有点不舒服和肿胀，通常都在可以忍受的范围内。对疼痛相对敏感的患者可以通过适量服用止痛药来缓解疼痛，用冷敷缓解肿胀。一般疼痛和肿胀仅持续2～3天即可好转，术后对进食的影响也非常小。

（4）不磨牙：传统的活动假牙需要依靠两侧的牙齿来固定，烤瓷桥则是将两侧的牙齿磨去一部分，做成3颗甚至更多连在一起的烤瓷牙。原本健康的牙齿就这样被损坏，实在是得不偿失。而种植假牙是牙槽骨头内植入一颗种植体，在种植体上进行修复治疗的，对两边的牙齿没有任何伤害。

（5）牢固：种植牙的螺丝钉长在牙槽骨上，种植体和牙槽骨的结合非常牢固，能够承受的力量甚至超过自己的牙齿，坚固的牙齿在吃东西时，感受非常明显，可以像自己本身的牙齿一样使用。

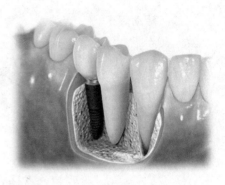

（6）无不良反应：由于选择的是与人体生物相容性非常好的生物材料，种植牙对人体不会产生任何不良的副作用。如果种植牙的骨结合失败，也就是种植牙没有成功，也可以及时取出植体待骨愈合后再做种植。

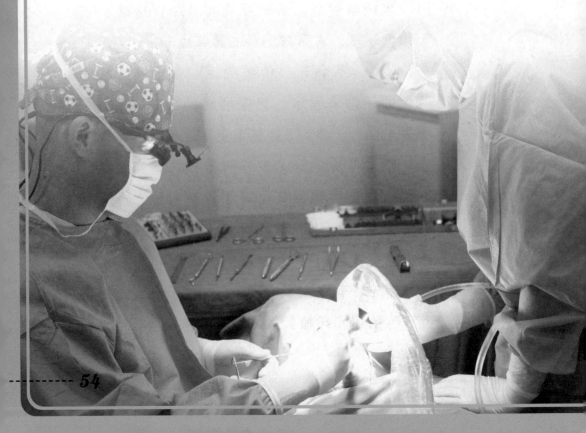

缺点

（1）目前，相对口腔科的其他治疗，种植牙的成本较高，所以相对来说价格也会偏高。

（2）种植牙有许多限制条件，对患者的身体和口腔健康状况要求比较高，并不是所有人都可以使用种植牙。比如要求患者必须有相对比较健康的口腔环境和较好的身体等。

（3）有一部分人对手术还是有一些恐惧。一般情况下，口腔种植手术的创伤与拔牙差不多，有些需要植骨的复杂手术，创伤会稍大一些。手术灯、手术器械以及术前消毒的准备工作，虽然只是为了让手术更加顺畅，但部分患者仍然会产生恐惧感。

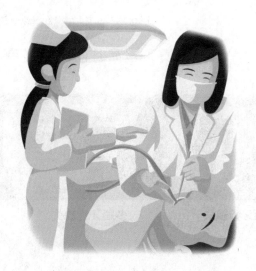

（4）治疗周期较长。一般种植手术结束后要等2～4个月才能进行取模制作上部的假牙，若患者骨骼状况不好，需要植骨，等待的时间会更加长一些。

（5）对于医生的技术要求比较高。需要专业的医生要经过正规学习和培训，并且有丰富的种植牙经验。

7 口腔种植的适应证与禁忌证

口腔种植的适应证

（1）身体状况良好，口腔卫生好，能够按时复查者。

（2）个别牙缺失，不想损伤邻牙，缺失处骨质正常而且间隙足够者。

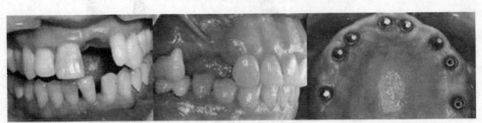

单颗牙齿缺失　　　　多颗牙齿缺失　　　　全口牙齿缺失

（3）对修复效果要求较高，对其他的治疗方式无法满足者。

（4）全口牙缺失，牙槽骨严重萎缩者。

（5）部分或全颌骨吸收缺损需植骨者。

（6）没有严重牙周炎者（All-on-4®例外）。

（7）没有严重的全身系统性疾病者。

（8）种植区域的牙龈和黏膜没有炎症、溃疡或其他不良病症者。

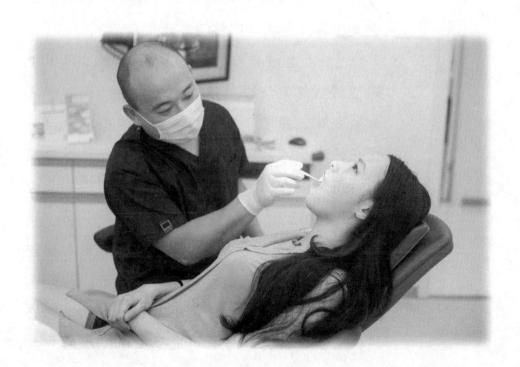

口腔种植的禁忌证

全身因素：

（1）心血管疾病：冠心病、风湿病、先天性心脏病等无法进行拔牙等手术者。所谓心脑血管疾病就是心脏血管和脑血管疾病的统称；泛指由于高脂血症、血液黏稠、动脉粥样硬化、高血压等所导致的心脏、大脑及全身组织发生缺血性或出血性疾病。种植手术容易引发这类疾病的发作，严重者危及生命。

（2）血液疾病：血友病、贫血、再生障碍性贫血等无法进行拔牙等手术者。因血液成分的变化，影响了凝血机制和抗感染能力，在拔牙或者手术后可能导致大量出血，和伤口感染，所以应在血液病经过治疗、控制后方考虑拔牙和种植。

（3）内分泌疾病：甲状腺功能亢进、糖尿病、类风湿等无法进行拔牙等手术者。这类疾病患者由于免疫力较差，手术容易出现不同的感染症状，情况严重者可危及生命；术后愈合能力差，而且会有严重的全身免疫反应。

（4）泌尿系统疾病：肾炎等肾及尿道疾病无法进行拔牙等手术者。这类患者手术可能会引发肾功能障碍而导致全身中毒和不同程度的脏器损伤。

（5）神经系统疾病：精神病、癫痫病等无法进行拔牙等手术者，因无法配合医生操作，术中如发病易造成意外伤害，情况危险。

（6）代谢障碍性疾病者。在新陈代谢过程中，除了制造出营养外，如果身体未能将食物其他部份成功代谢成为可以从排泄器官（如消化系统，泌尿系统及排汗系统，呼吸系统等）排出的废弃物，这些废弃物将遗留在身体器官里。而这些物质最终会对身体产生不良后果，形成毒害。

（7）对钛金属过敏者，出现的概率约0.6%。

（8）精神紧张，不能与医生合作者。

局部因素：

（1）牙龈、黏膜的疾病：扁平苔藓、复发性口炎、黏膜白斑等一些疾病，因为会影响软组织愈合，所以需要引起注意。

（2）牙周病：全口的牙龈萎缩、牙槽骨萎

缩的患者。牙齿松动或牙槽骨量不够者，种植修复效果会很不理想。如果正好在急性牙周炎发病期，容易引起种植牙的失败。

（3）颌骨疾病：颌骨内存在良、恶性肿瘤者，鼻旁窦炎，特别是接受放射治疗的患者，此时进行种植可能会激发这些颌骨疾病的发展，故不宜种植。

（4）颌骨骨质疏松或存在骨硬化者，此类骨质无法满足种植需求，对种植结果的稳定性无法保障，也会出现其他不良的术后反应。

（5）缺牙间隙：牙冠缺失时间较长，对颌的牙伸长，两边的牙倾斜，导致没有足够间隙的种植者。

（6）其他上下牙齿咬合严重不对齐，咬合力量过大，牙齿重度磨耗，磨牙症，习惯用一边牙齿吃东西等不良习惯者，因为牙齿咬合关系不好，受力不均匀，一些区域咬合力过大导致种植失败。

（7）口腔卫生差，吸烟较严重者。

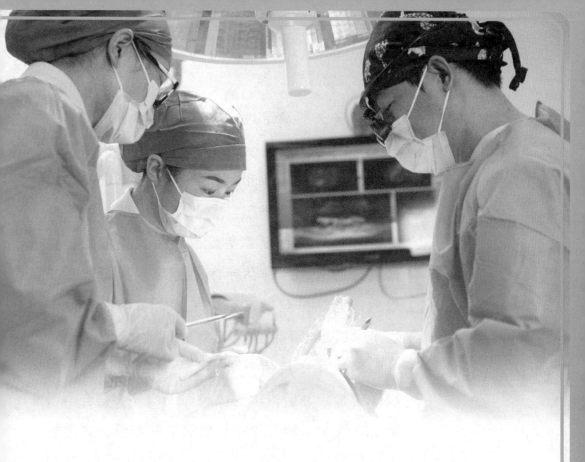

8 口腔种植的安全性

　　一般口腔种植手术的创伤很小，在不需植骨的情况下其创伤比相应位置拔牙的更小，即使需要植骨也只是会有几天的肿胀（具体肿胀的时间因个人体质、手术部位、植骨量的多少来决定，一般术前可以咨询医生大概的肿胀时间），也无需因为手术的创伤性而害怕种植。种植牙所用的材料无毒，不会导致过敏、畸形等，并且与身体保持高度的契合、不排斥，可以保持长久的稳定性。一般在种植手术之前，医生都会对患者的全身状况，包括服药情况进行全面细致的了解和对即将种植的部位及其周围组织进行细致的研究，清楚该区域的骨头情况，包括颌骨高度、宽度、厚度，周围的神经血管分布等，以评估手术是否可以执行以及手术的风险。一旦决定可以手术，说明医生对这次手术有相当的把握，无需过度担心。

种植体使用的安全性。一般种植体进入取模修复阶段之后，种植体和周围的骨头结合得很紧密，医学上称为骨结合状态。一般认为如果植入材料与人体契合度高、种植手术过程中准确把握骨头去除的部位和份量，又能保证骨组织的活力；种植体植入后与骨组织紧密贴合、手术创口缝合良好；种植体在不受过度重力的情况下度过愈合期，同时在保证假牙使用中受力的大小和方向，那么种植体与周围的骨质就能形成骨结合。这种结合是非常牢靠的，能保证种植体在使用过程中发挥最大的作用。种植牙不会像可

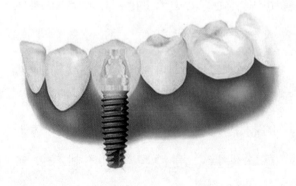

摘假牙一样，在使用过程中脱落，也不用担心上面的假牙部分脱落被吞食。

9 种植牙的维护

目前，种植体的成功率非常高，种植体使用超过5年成功率在95%以上，10年成功率在90%以上，种植体成功使用长达40余年的人也非常多。

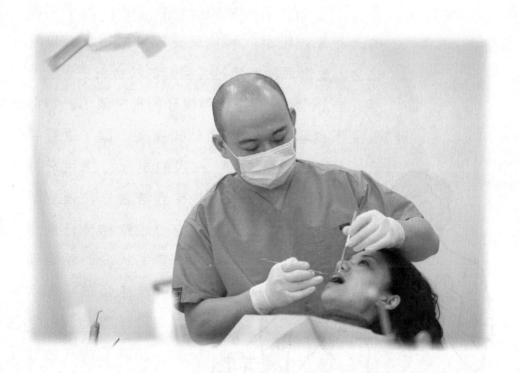

值得我们注意的是，每个人进行种植治疗的成功率是不相同的。种植体的保养状态在很大程度上决定了它的使用寿命。种植牙的精心护理和良好的口腔卫生可以大大提高口腔种植的成功率，延长种植体的使用寿命。

（1）让种植牙合理地承担咀嚼功能，防止受力过大。患者应听从医生的建议，从柔软的食物开始，给种植牙适应咀嚼的时间，让种植牙的效能得到最好的发挥。种植牙比天然牙的磨损率低，时间久了可能出现种植牙相对高于周围的天然牙，咀嚼时种植牙先接触的情况。口腔也会因此出现因负担过重引起的咬合创伤。

（2）做好口腔与种植牙的日常清洁。口腔卫生不良容易引起种植体周围炎。除了进行常规的刷牙、使用牙线

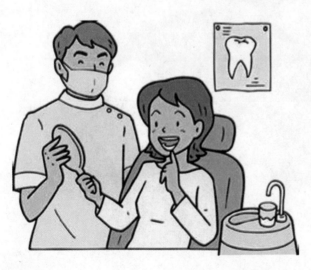

等清洁之外，还应该特别注意种植牙周围的卫生状况，重点清洁种植牙颈部（即种植牙和牙龈之间的部位）及周围的牙龈组织。另外注意选用刷

毛软硬适中、末端圆润的牙刷，使用含软性摩擦剂的牙膏并配合温水进行清洁。

（3）吸烟会增加种植体周围炎症的发生机率，影响种植体的使用寿命，患者植牙后应尽量戒烟。

（4）定期复查与医疗护理。种植后仅靠正确刷牙还不够，还需要定期到医院对种植牙和天然牙进行洁治，一般每4～6个月到医院进行洗牙，及时清除一般刷牙去不掉的菌斑和结石。

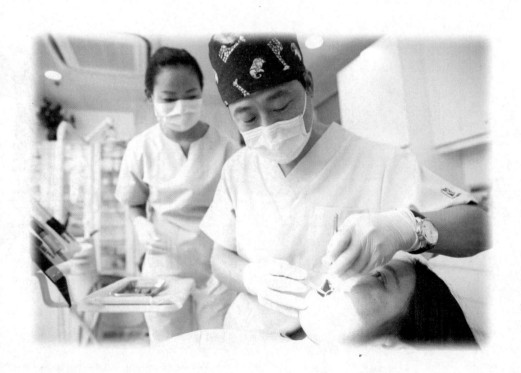

（5）天然牙始终具有向周围以及向咬合面方向运动的微小生理性动度，而种植牙缺乏这种生理性动度。因此，应定期到医院进行调𬌗处理，以适应不断变化的咬合关系。

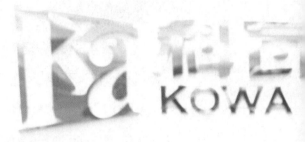

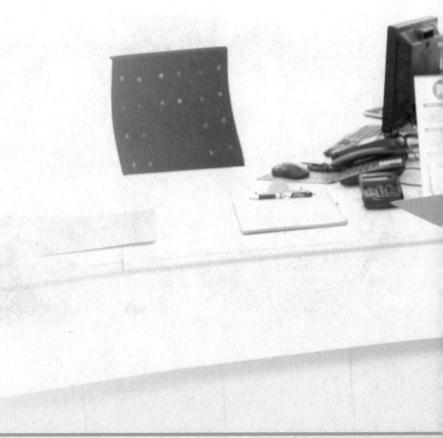

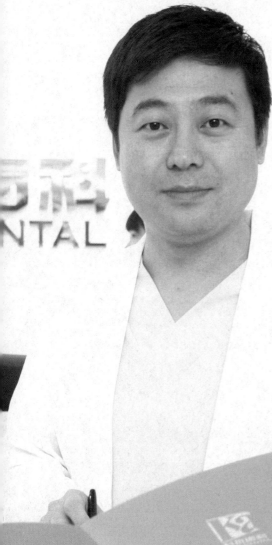

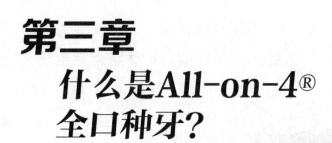

第三章

什么是All-on-4®全口种牙？

1 All-on-4®简介

All-on-4®，顾名思义就是全部4颗的意思。这一治疗方法由葡萄牙的牙医Malo率先提出，由瑞典的Nobel Biocare公司完善后推广到全球。

通常患者就诊时口腔的牙齿有两种情况，一个是上面或者下面没有牙齿了；或者是有少数几颗松动的牙齿。

第一种情况下是在上面或者下面的牙床上植入4~6颗的种植体，然后制作12颗连在一起的人工牙齿。

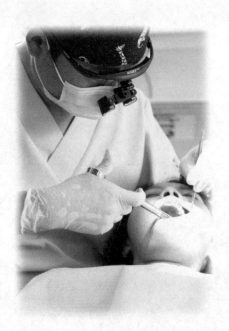

第二种情况下需要拔除所有的松动牙齿，在上面或者下面的牙床上植入4~6颗的种植体，然后制作12颗连在一起的人工牙齿。

很多情况下由于牙周病会导致牙床骨头的大量吸收，因此在上下牙床的后部区域基本没有充分的骨头来种植，因此常规的种植手术需要先进行骨头的加高加厚手术。这些手术需要增加的骨头要从以下几个方面来获取：

（1）患者自己身体的其他部位，比如上下牙床的一些区域，髂骨，头骨等等；

（2）其他人的骨头，这些是经过处理的人的骨头；

（3）动物的骨头；

（4）人工合成的骨替代品；

（5）骨生长因子加上金属钛网。

这些骨头加量的手术，对患者来说增加了费用和时间上的成本；同时加大手术后肿胀和疼痛发生的机率。

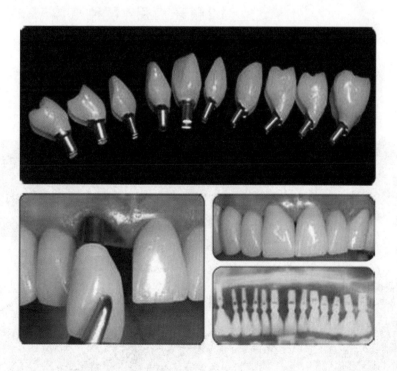

因为牙床骨增量后，需要等待6个月的时间，加上去的骨头才会与自己原来的骨头融合为一体，在这6个月的时间内，无法进行种植手术，还是需要佩戴活动假牙。

同时加上去的骨头在身体看来是异物，因此身体最开始的反应是排斥它们，所以手术后的肿胀疼痛相对来说更加明显。

1 单牙床（上牙床或者是下牙床）4颗种植体是不是充分的？

12颗牙齿用4颗种植体来支持是不是充分的？经过10年、20年的临床追踪，All-on-4®的成功率都达到了90%以上，与一颗牙齿缺失后种植一颗的成功率差别不大。

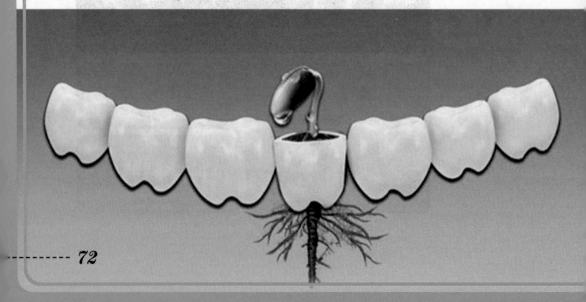

当然这些成功的病例一定要建立在成功的手术实施、准确的材料选择、以及良好的维护清洁上。

2 单牙床12颗人工牙齿是否充分？

人类的上下牙床的牙齿正常有28~32颗。如果智齿完全萌出的话就是32颗，如果4颗智齿都天生没有的话，就是28颗。

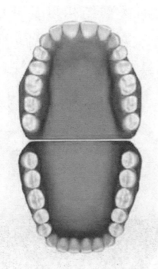
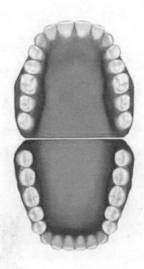

目前由于人类的饮食习惯导致食物越来越软，因此颌骨的发育越来越不充分，32颗牙齿很难排列整齐，因此大部分人都需要拔除4颗智齿。

All-on-4®单牙床12颗人工牙齿，上下牙床的人工牙齿为24颗，按照正常的28颗牙齿来说少了4颗大牙。国外牙科的专业论文已经反复验证：24颗牙齿的吃饭效率是28颗牙齿的85%~90%。因此对于大部分人来说24颗牙齿是充分的。也就是上下牙床的左右两侧做到第6颗牙齿。

3 没有直接支撑的第6颗牙齿是否安全可靠？

据颌骨的解剖结构以及牙齿缺失后的牙槽骨变化，在不做骨增量的前提下，很难把后面的两颗种植体设计到第6颗牙齿的位置。所以大部分All-on-4®的病例后面的两颗植体位于第5颗牙齿的位置，修复体就会出现一个磨牙位的游离端：也就是没有直接支撑的第6颗牙齿。

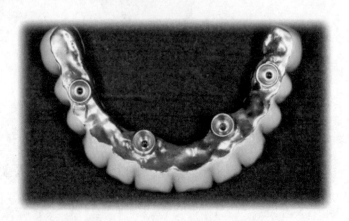

多位学者通过长期观察游离端的人工牙齿，得出的结论是一颗牙左右的游离端，对植体的存活率没有直接影响。反倒是吸烟与不良的口腔卫生习惯是引起骨吸收的关键因素。

但是这个结论是建立在牢固可靠的金属支架上的，通常我们建议大家使用纯钛材料和电脑设计、切割的支架。

④ 后面两个倾斜的种植体有没有问题？

Calandriello等人对18例患者的19个不倾斜种植体，及全牙列固定修复的60颗倾斜种植体观察了1年。这些修复都是即刻/早期负重的种植上部修复体，主要研究了植体的稳定性和边缘骨水平的变化。在同一患者身上，有一个垂直的和一个倾斜的植体失败，累积存活率达到96.7%。通过影像学检查，1年后的平均边缘骨吸收情况

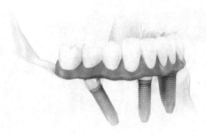

为：垂直植入的植体为0.82mm，倾斜植入的植体为0.34mm。本研究结果表明，针对颌骨萎缩严重的患者，倾斜植体是一个可行性的治疗方案。它简化了手术程序，减少

手术伤害，缩短治疗周期，并降低了成本。

Sethi调查了467例患者、共2261颗植体，它们的倾斜角度范围为0°~45°。观察时间最长的为96个月，平均28.8个月。倾斜植体（20°~45°）与正常植体（0°~5°）之间的植体存活率无明显差别。

5 **All-on-4®任何情况下都是4颗吗？**

对于All-on-4®植体的数量，有外国学者建议下颌无论任何情况，只要植入4颗种植体就是很充分的；上颌可以考虑4~6颗。除去特殊情况，无论是上颌还是下颌，我们建议All-on-4®最少使用4颗种植体，最多使用6颗种植体。

针对植体数量，大家可以从以下几个因素考虑：

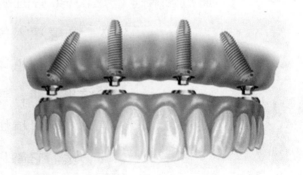

① 患者的年龄：年龄越轻，对进食的要求越高，所以要适当增加种植体的数量。

② 患者咬合力量的大小：咬合力大的人，面部肌肉发达，对种植体的数量要求较高。

③ 性别：男性因为面部肌肉相对发达，因此相对女性来说需要更多数量的种植体。

④ 对颌的情况：如果对颌是牙周健康的天然牙，或者是固定修复，可以考虑增加植体数量。

⑤ 年龄：如果患者的年龄在65岁以下，还有很多社交应酬，无法控制每餐的食物内容，也建议增加植体数量。

2 All-on-4®流程

All-on-4®的流程包括如下：

（1）问诊。口腔手术也会在一些情况下出现意外，因此手术前医生充分了解患者的情况有利于手术的成功。特别是如下疾病一定要充分和医生沟通交流：

① 高血压

② 高血糖

③ 高血脂

④ 心绞痛、心梗史

⑤ 心脏手术史

⑥ 血管手术史

⑦ 肿瘤史

⑧ 眼底手术史

⑨ 甲状腺功能亢进

⑩ 甲状旁腺疾病史

⑪ 骨代谢疾病

⑫ 传染病

⑬ 妊娠

⑭ 血液疾病等

这些疾病有很多通过了解病情，调整药品和手术方案后还是可以实施All-on-4®。

（2）手术前拍摄牙齿的X线片，也叫全景片；大致评估剩余牙齿和牙床骨头的情况。需要时要在手术前提早1个月拔掉不能保留的后牙。

（3）拍摄牙科CT。确认详细骨头和牙齿的状况。利用种植模拟软件在电脑上根据患者实际的状况来设计种植的方案。种植方案要考虑种植体的直径和长度、以及骨头的致密情况。和建设桥梁一样，如果桥桩下的地基不够结实、致密，通常要多安放桥桩；如果地基（牙

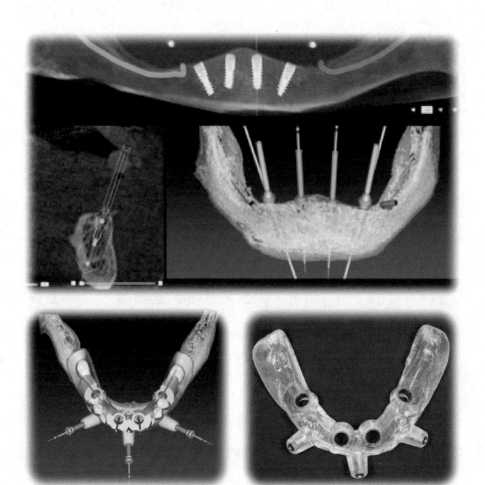

床骨）不允许安放足够强度的桥桩（种植体的直径和长度），也要考虑安放更多的桥桩。

（4）如果患者希望微创手术，需要拔除所有牙齿1个月后，在电脑上设计并制作手术导板，这个制作需要在瑞典完成，需要2~4周的时间。

（5）如果手术比较复杂，牙科医生也会利用最新的3D打印技术，将患者的颌骨CT数

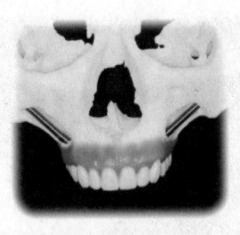

据打印成实际的立体模型，手术前在模型上演练手术，再实施手术。以更加直观的感触和直接的操作减少正式手术时的意外和术后并发症。

（6）调整好患者的全身状况，特别是有高血压和高血糖、高血脂的患者，提供半年内的血常规检查报告、凝血四项检查报告、传染病（乙肝、梅毒、艾滋病）检查报告。

（7）手术当天的早餐尽量少喝水以防止术中尿急。同样术前正常吃早饭，术后当天的午餐因为没有牙齿无法进食，只能进食粥、饮料、少量香蕉。

（8）早上9:00到达诊所，测量血压，签手术同意书。

（9）9:30开始手术，11:00手术结束。11:00~11:30取模制作全塑料的临时固定假牙。

（10）11:30~16:00患者休息。这个时间段牙科技师制作临时固定假牙。

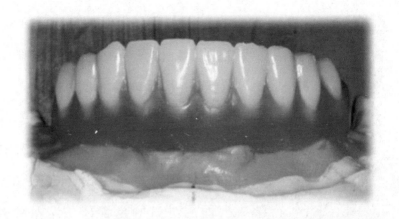

（11）16:00~17:00佩戴并调整临时固定假牙，注意临时固定假牙无论上颌还是下颌只有10颗牙齿。

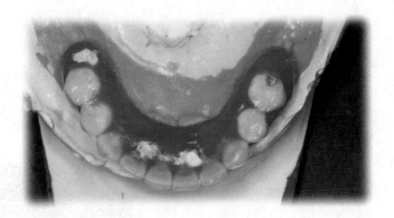

（12）10天后复查，拆线，精细调整临时固定假牙。

（13）1个月后复查临时固定假牙螺丝情况。

（14）如果是下颌All-on-4®，两个月后取模制作永久假牙。

（15）如果是上颌All-on-4®，两个月后再次复查临时固定假牙。4个月后取模制作永久假牙。

（16）选择永久假牙的材料。

有两种，一种的主体部分是电脑设计电脑切割的纯钛支架，上面用进口的牙科塑料牙；另一种的主体部分是电脑设计电脑切割的氧化锆支架，上面用进口的全瓷牙。这两种的支架部分都要送到瑞典的工厂加工，因此整体的加工周期大概在1个月左右。

（17）永久牙戴牙。

无论是采用什么材料，无论是上颌还是下颌，永久牙都是12颗牙齿。

（18）永久牙戴牙后复查的频率，需要根据患者的实际情况来定，一般正式戴牙后1个

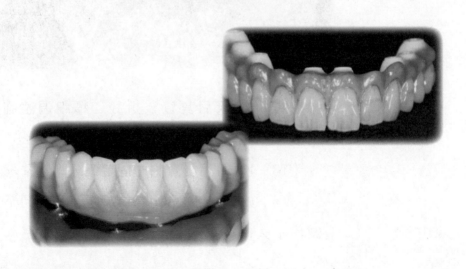

月、3个月复查，以后每半年复查一次。根据需要复查时会拍摄X线片，检查螺丝，更换螺丝，调整咬合等。

3 All-on-4®病例展示

病例一

治疗前/治疗后

50岁中年女性患者，因为牙周病在2013年来诊所要求治疗。经过一系列的牙周治疗：洗牙、龈下刮治（深度洗牙）、牙周维护，上颌剩余的牙齿逐渐趋于稳定。下图可以看到上颌剩余6颗牙齿。每一颗牙齿的牙根暴露很多，只有三分之一的牙根还在牙床骨中。

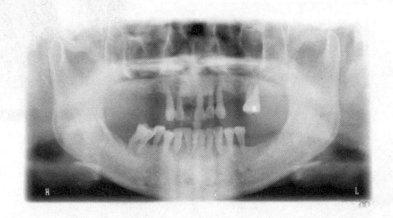

　　患者对生活质量要求较高，同时希望尽可能保留自己的牙齿。牙科医生为她定制了如下的治疗计划：

　　（1）牙周治疗。

　　（2）制作活动假牙。

　　从2010年4月第一次来诊所，到2013年4月的三年期间内，一共就诊了26次。每年看牙科医生的次数在8~9次，虽然牙科医生和患者都为了保留天然牙齿尽了最大的努力，然而在2013年4月，最终医生和患者都放弃了保留牙齿的意图，最后拔掉了所有的牙齿，制作了上牙床的半口活动假牙。

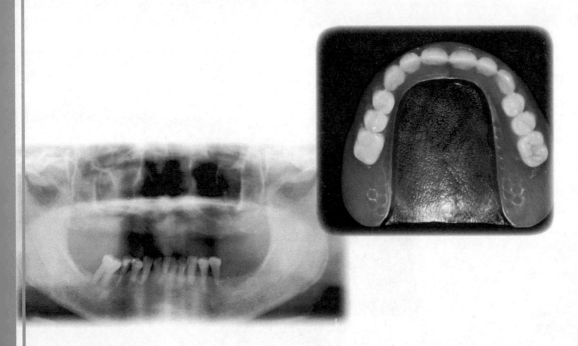

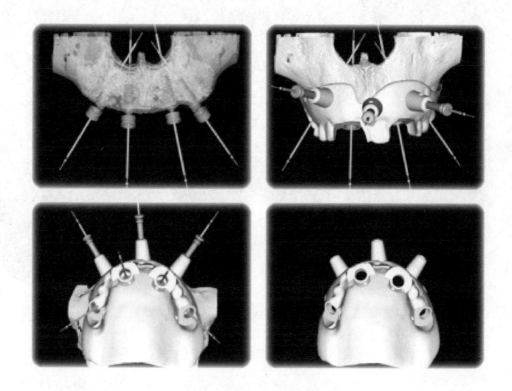

　　尽管患者选择了最好的材料来制作活动假牙，但是因为"吃饭时没有味道、食物潴留在假牙内、异物感过大，特别是放声大笑的时候假牙偶尔会掉下来"等原因，患者希望尝试All-on-4®治疗。

　　选择All-on-4®的原因是：她的牙医说，患者上牙床两侧后部的骨头量不充分，没法进行常规的种植手术，需要先期植骨，然后种植牙齿。这样的话在手术开始到假牙完成需要一年的时间，在这段时间内患者还是要使用活动假牙。

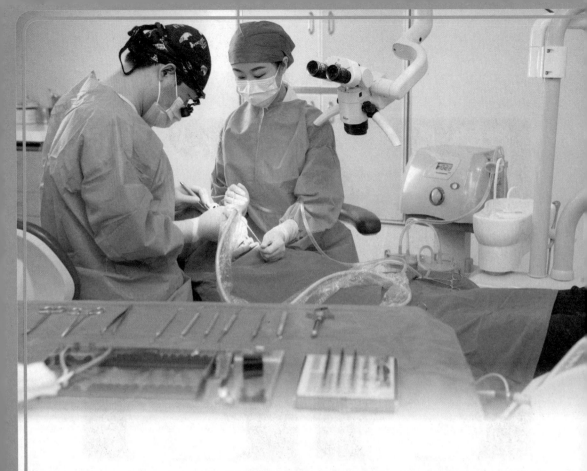

　　根据患者的实际情况，我们为患者推荐了使用三维手术导板的微创半口种植方案：All-on-4®。这样患者不仅可以当天摆脱活动假牙的烦恼，而且基本上没有手术创口。

　　通常手术时间是一个半小时，因为使用了手术导板，所以手术时间可以缩短为半个小时。手术麻药失效后患者基本感受不到疼痛。下午4:00左右开始给患者戴牙，调整假牙。这个时候基本上看不到手术的创口了。而且手术当天患者就可以正常进食。

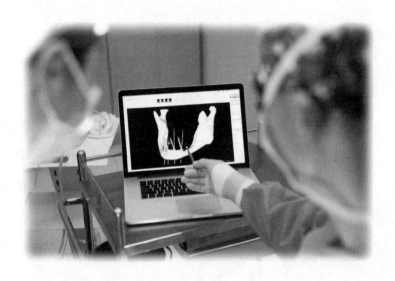

　　临时牙经过4个月的使用，再经过重新取模制作电脑设计、电脑切割的纯钛支架，加上塑料牙以后的结果。

　　2013年手术结束到现在经过了2年的时间，患者定期复诊，经过检查，种植体状态良好，患者无任何不适，相信这副牙齿一定会伴随她终生。

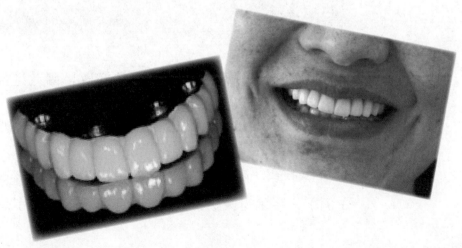

病例二

治疗前/治疗后

60岁退休女性患者，喜欢旅游，外地到上海就诊。下牙床在当地的医院做了14颗烤瓷牙，经过10多年的使用，下颌的烤瓷牙开始慢慢松动，反复肿胀、疼痛，吃东西的时候牙齿无力，无法咬碎食物，进而导致胃肠道长期不适。下面的X光片可以看到下牙床的牙根都在骨头外面，整体需要拆除。

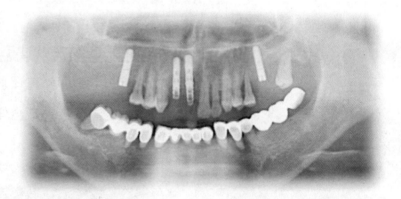

因为是外地患者，并且经常旅游，因此选择了复诊次数较少，当天就可以戴牙的All-on-4®方案。

患者在手术前的口腔内牙齿照片（下页上图左侧），手术当天拔下的牙齿（下页上图右侧）。

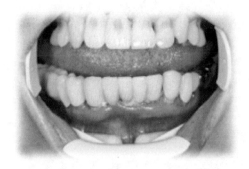 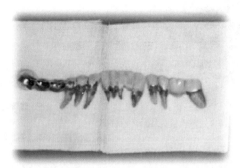

　　经过两个月的等待，重新取模制作电脑设计、电脑切割的纯钛支架，加上塑料牙以后的结果。

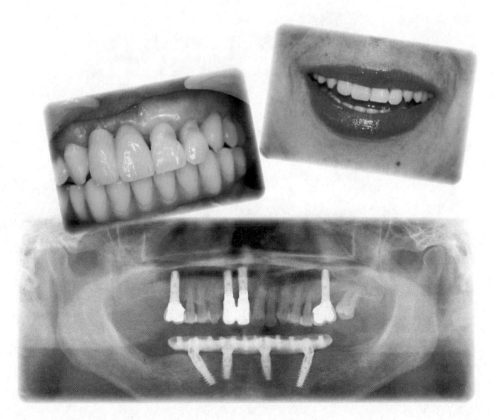

病例三

治疗前/治疗后

76岁肿瘤术后患者。肿瘤手术化疗放疗三年后即可开始口腔种植的治疗。

术前X光片可以看到上下牙齿各有4颗和7颗,但是这些牙齿上下交错,吃饭的时候大部分牙齿都不起作用。

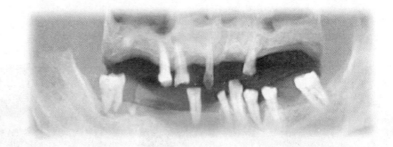

上下牙床分两次进行All-on-4®治疗后的情况。

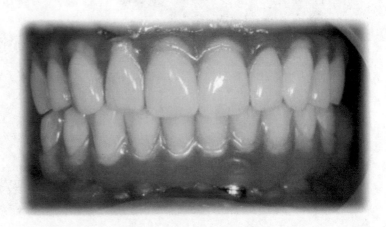

4个月后永久假牙制作完成。

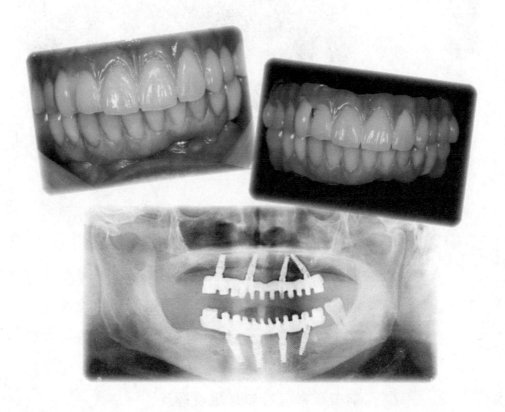

4 All-on-4®治疗后的维护

　　All-on-4®治疗结束后的维护十分重要。维护包括患者自身的维护和由牙科医生操作的维护。

　　第一，All-on-4®患者每半年需要复查一次。包括X光片的检查，可以看到种植体周围的

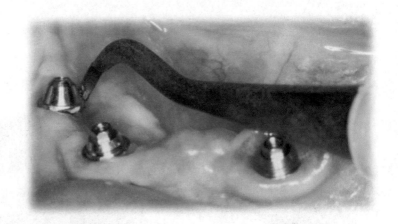

牙床骨有没有变化，如果需要应该及时处理。

　　第二，根据患者的进食习惯，All-on-4® 假牙的磨耗不一定是平均的，如果有磨耗严重的区域，医生会根据需要调整假牙的咬合情况。

　　第三，医生会根据咬合情况，适当检查假牙上的螺丝有没有松动，如果发现螺丝松动，需要锁紧、或者是更换螺丝。

　　第四，医生会帮助患者清洁假牙。假牙因为形态等原因，患者有的时候很难清洁到位，那么每半年医生帮助患者清洁这些假牙，去除死角还是很有必要的。根据需要医生也有可能拆卸假牙后清洁种植体和假牙，因为 All-on-4® 使用了四颗小螺丝将假牙固定在种植体上，因此拆卸容易。

维护方法

患者的维护包括两个方面：一是对食物的要求，二是每天的清洁。

中国的饮食文化丰富多彩，很多肉食是带骨的，因此针对All-on-4®患者的进食建议和指导非常关键。

（1）避免带骨的食品直接进入口腔。

（2）避免带壳干果直接进入口腔。

（3）避免韧性较大的食物，比如动物内脏或者是腌制的萝卜等。

（4）避免纤维过于粗大的蔬菜，如芹菜等。

（5）肉食建议炖烂后食用。

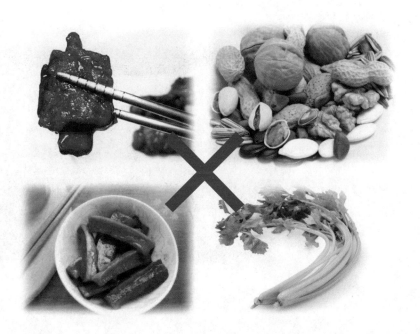

清洁方法

每天的清洁，可以使用牙刷，牙线，牙间隙刷，冲牙器等。我们建议大家牢记"三"个"三"。第一个三是每天刷牙3次；第二个三是吃饭后3分钟以内马上刷牙；第三个三是每次刷牙3分钟。

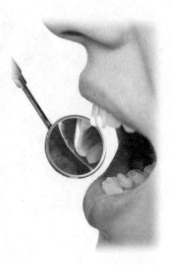

两排毛的牙刷清洁假牙的外侧与牙龈的交界处。

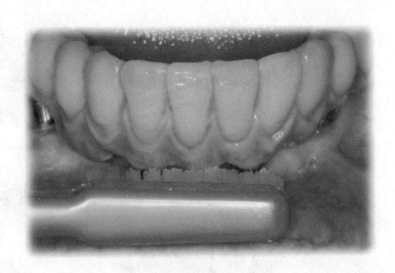

锄头形牙刷清洁里面与牙龈的交界处。

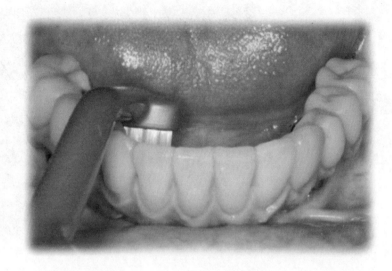

牙间隙刷清洁假牙与牙龈缝隙较大处。

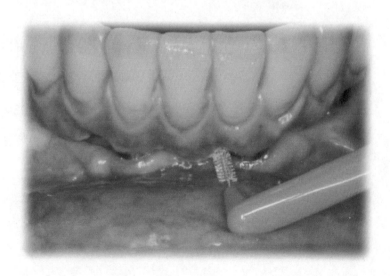

牙线清洁种植体周围。

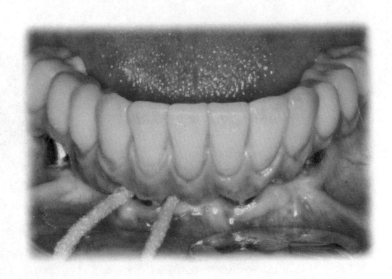

5 All-on-4®治疗对医生和设备的要求

All-on-4®是一个很精细的治疗方案，需要医院、牙科医生、技师、护士等多方位配合。巧妇难为无米之炊，光有好的场地人员但没有设备，也无法完成复杂的All-on-4®治疗。

（1）牙科检查的利器：口腔CT。源自德国的KaVo3D eXam i，它是一款口腔锥束三维影像系统，同时内置传统全景功能，为需要进行种植、修复、外科手术的专科医生提供综合的解决方案，带来更自信、更高效，更大患者满意度的轻松治疗。

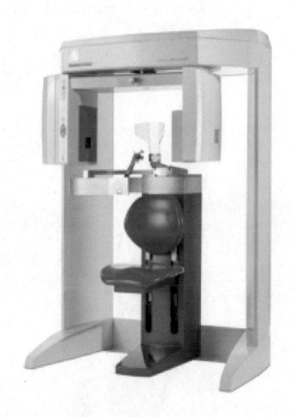

另一台是芬兰普兰梅卡集团（Planmeca Group）的口腔CT。普兰梅卡在口腔设备器械和乳腺X射线机领域是世界顶级品牌和行业领袖。Planmeca ProMax是普兰梅卡 Planmeca 最高端的机型，也是世界上最先进的X光机，它所提供的各种X光成像可以使牙体，牙周，口腔颌面外科及头颅的检查与诊断更方便准确；由于普兰梅卡Planmeca超前的设计及特殊构造，使成像准确无形变，能对口腔正畸及种植牙手术的诊断与治疗分析工作提供全面支持。

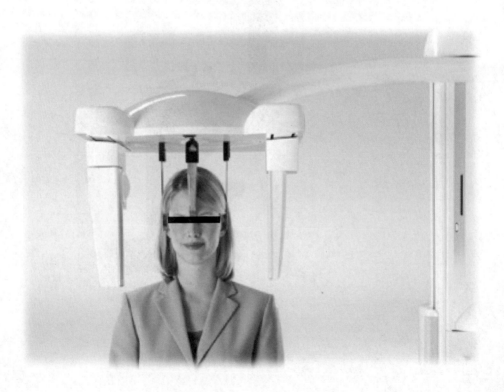

（2）强大的种植模拟软件，源自瑞典Nobel Biocare（诺保科）公司的Nobel Clinician。它利用患者的CT数据模拟种植手术的计划和手术的虚拟植入，通过提高可预见性让种植手术更加安全准确。

（3）诺保科公司的电脑设计电脑辅助切割（CAD/CAM）系统–Nobel Procera。通过独特的光学扫描技术，精确地扫描石膏模型。然后在电脑上设计假牙的形态，通过网络发送数据。数据在瑞典的工厂经过处理后，用大型电脑切割仪制作假牙。

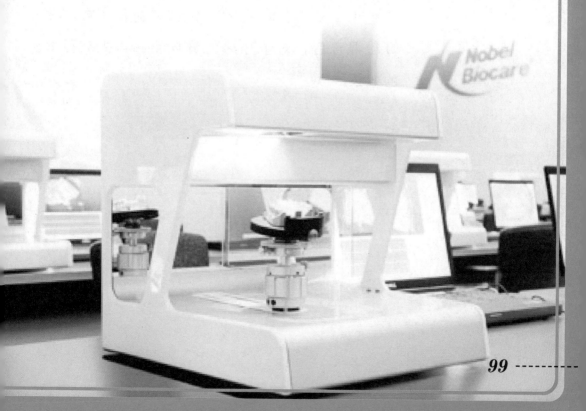

（4）A-PRF系统。也叫血纤维蛋白离心技术。A-PRF（Platelet Rich Fibrin），中文我们翻译为富血小板纤维蛋白。它是一种完全取于人体的通过特殊技术离心获得的最新一代血液制品，是Choukroun教授于2000年在PRP（富血小板血浆）的基础上研制开发出的一种技术。PRF有效地模拟了生理状态下血凝块中纤维蛋白的形成过程，无其他添加成分，避免了发生免疫排斥反应和疾病传播风险。PRF内含接近100%的血小板和65%以上的白细胞，能够持续高效的释放细胞生长因子，这些生长因子可以有效的进行炎症调节和促进创伤愈合及组织修复再生。将PRF和患者的骨头或者牛骨粉混合后，对于牙床的骨恢复和再生有更好的效果。

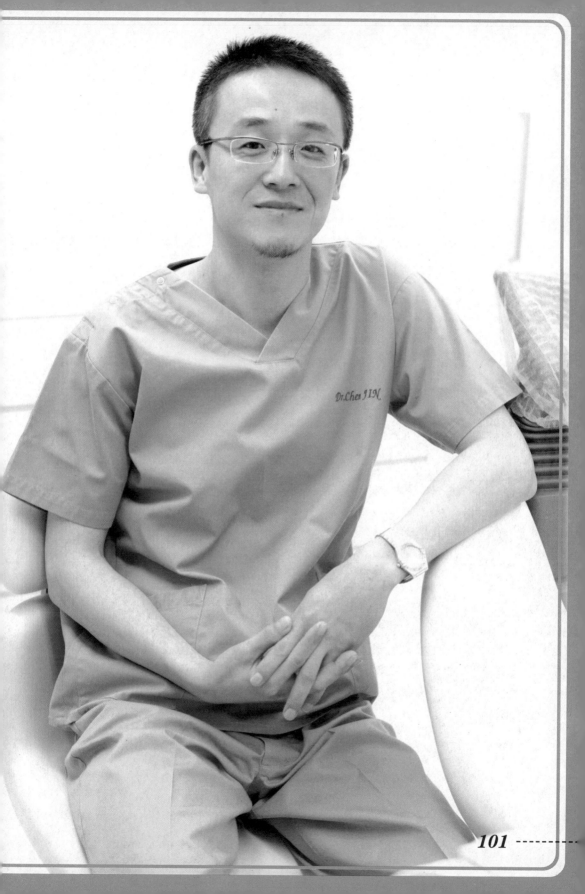

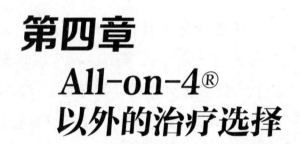

第四章

All-on-4®
以外的治疗选择

1 什么样的情况无法实施All-on-4®?

All-on-4®是拔牙同期种植4颗或6颗，不植骨，当天佩戴固定临时牙的治疗方案。有些情况下是无法实施All-on-4®。这些情况分为以下几点：

1 剩余骨头特别少，连植入4颗的位置都没有

这种情况大都出现在上牙床。因为上牙床左右各有一个上颌窦空腔，牙齿缺失后，这个空腔会逐渐扩大，因此拔牙后等待3~6个月后，拔牙的伤口完全愈合后，要尽快种植。

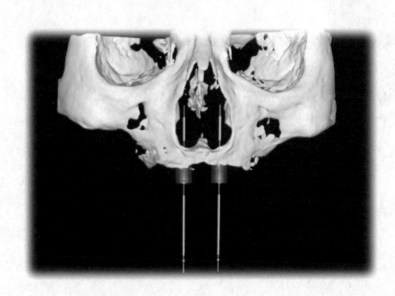

还有一种情况是牙周病的牙齿一直没有处理，这些牙齿因为炎症和松动会让周围的骨头快速消失，等到牙齿自然脱落的时候，往往已经没有骨头让我们选择种植治疗方案了。

2 骨质特别疏松

这种情况多发生在老年女性的上颌。骨质疏松但是骨量充足的情况下是可以种植的，只是不可以手术当天戴上固定的临时牙。因为在疏松的骨头里，种植体和骨头接触得不够致密，容易松动。如果这种情况下我们可以种植需等待2~4个月后，直接做永久的假牙。

3 无法定期复诊的患者

目前All-on-4®开展的医生不多，很多外地的患者很难做到在自己居住的当地复查。出现问题的情况下没有All-on-4®手术经验的医生很难处理问题。因此如果是在外地做All-on-4®的治疗，要做好以后每半年去复查一次的心理准备。

4 有夜磨牙症、或者咬紧牙关的患者

　　夜磨牙、咬紧牙关的患者在夜晚睡觉的时候会不自觉磨牙或者咬紧牙关，这种情况下的肌肉力量可以达到50~70g，种植体上的假牙会因为夜磨牙的力量而破损。同样对牙床里面的种植体也会有不好的影响。

　　大部分夜磨牙、咬紧牙关的患者可以通过夜晚睡觉的时候佩戴磨牙保护垫来规避假牙破损的风险。因为磨牙保护垫会让上下牙齿分开2~3mm，使肌肉处于相对放松的状态。

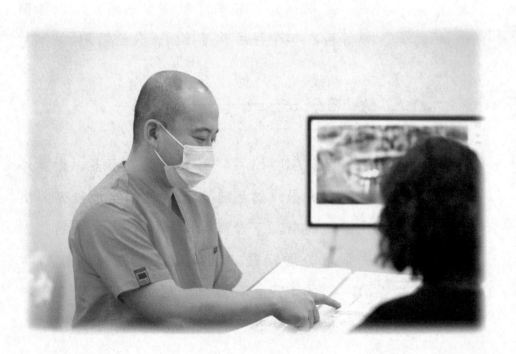

2 非All-on-4®牙科种植治疗方法

1 覆盖假牙

因为不同的自身条件、不同的颌骨情况、不同的经济条件、不同的治疗周期，有些患者无法实施All-on-4®治疗。那么这些患者还有一些其他的种植治疗选择。如果是经济条件不允许All-on-4®的话，可以植入两颗种植体，然后做种植体支持的活动假牙；专业术语叫种植支持的全口活动假牙。假牙固定在种植体上的卡扣、磁铁等上面，达到固定假牙的作用。

如果是骨的条件不允许植入4颗或者是6颗种植体，这些情况多发生在上颌，医生可以通过植骨的方法，加大骨头的量，我们叫骨增量，如手术中的外提升治疗方案。

2 种植支持的活动假牙

两颗种植体支持的活动假牙在牙床发生吸收后，除了种植体以外的区域假牙和牙床产生间隙，因此假牙会前后撬动。长时间假牙撬动的话，会导致种植体脱落。

因此这种治疗方案要定期消除假牙和牙床之间的间隙。医生会使用塑料填满间隙，让假牙不发生撬动，专业术语叫重衬。重衬需要根据患者的牙床吸收情况来定，一般3~6个月需要重衬一次。

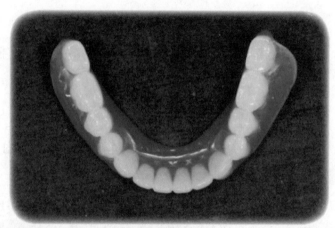

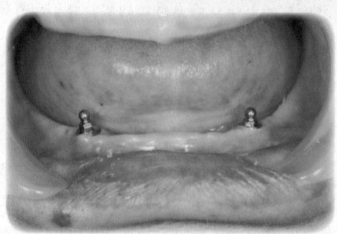

3 外提升后常规种植

外提升从1977年发明以来，目前已经过了近40年。这是一种可靠的手术方案，已经逐渐被认可，并成为上颌窦骨增量的标准方法。但是同时对手术医生的经验要求很高，还是一个相对敏感的手术方法。

大概的手术流程如下：

① 如果有牙周病及其他需要拔除的牙齿，首先拔牙。

② 拍摄CT，确定手术方案。

③ 外提升手术，填入骨粉。

④ 等待4～6个月。

⑤ 种植手术。

⑥ 等待4个月。

⑦ 取模制作假牙。

⑧ 等待2～4周，戴牙。

需要等待9～11个月才可以有固定的假牙。

3 如何选择最适合自己的治疗方案？

首先，针对无法保留的牙齿，要及时拔除。有一些牙周病的牙齿拖得越久，周围的骨头吸收越严重，等到牙齿脱落的那一刻，也就意味着种植需要的骨头已经没有了。

当您准备做All-on-4®的时候，可能牙床已经没有骨头来实施All-on-4®的种植方案了。那么你只能选择外提升或者是种植支持的活动假牙。外提升你需要花费更多的时间和金钱成本。种植支持的活动假牙意味着咀嚼功能的低下和不舒适。

同样拖得越久，年龄和身体状况也会下降，对手术的耐受力会逐年下降。

其次我们应该考虑治疗方案的长久性，过度性治疗意味着更多的金钱和时间的成本支出。

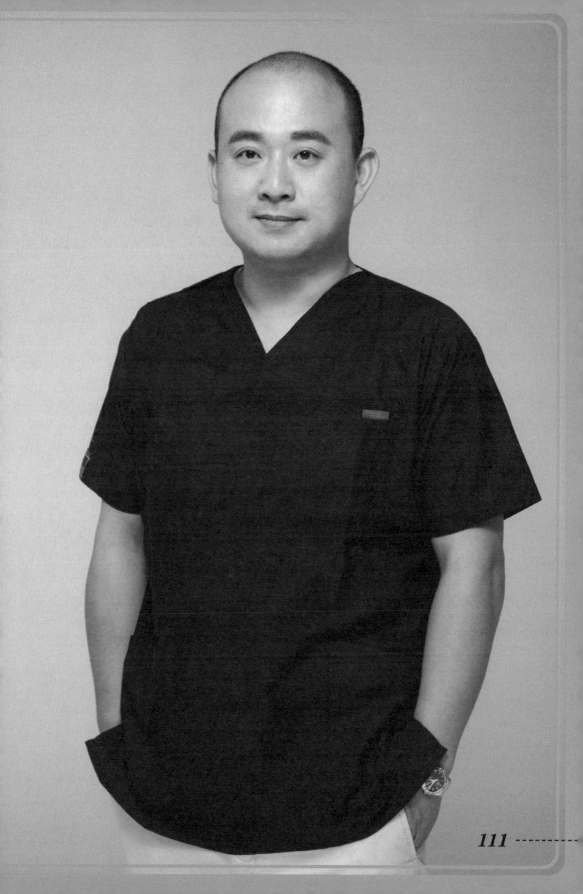

第五章
如何选择牙科医院？

近年来，由于中国医疗服务市场容量巨大，前景广阔，加之消费者对自身健康的重视，高端医疗、私立专科连锁、私立综合医院、公立医院转制、医疗产业链延伸和医院集团六大投资板块正逐渐显现投资价值。有资料显示，截至2012年年末，我国共有专业口腔医院344家，同比增长8.52%。面对如此庞大的数据，患者应该如何选择牙科医院成了不少人的难题。

1 非公立口腔医院有什么优势？

随着社会医疗保障的完善，在公立医院看病花费越来越少。可是，随着非公立口腔医疗机构的兴起，消费者们又多了一个选择。那么非公立口腔医院的优势在哪呢？

1 响应国家政策

公立医院接诊能力有限，尤其是非口腔外科治疗部分。公立医院无法满足国人口腔保健、治疗的需求，所以国家的新医改政策推行的是"双向转诊"，既小病进社区，大病进医院。

② 经营模式人性化

　　非公利口腔医院收费体系人性化，先治疗再收费，可根据患者需求和医疗市场的变化，及时调整治疗项目和服务价格，让患者得到更好的服务和更多的优惠，亦能定期策划优惠活动，逢佳节可以赠送相应的小礼品等，由于是自主营业，可以方便灵活做市场策划。

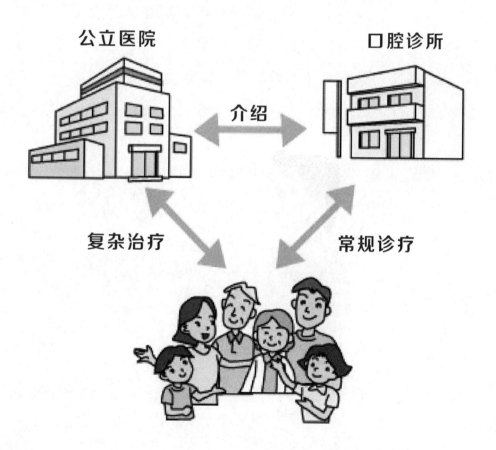

公立医院　　　　　　　　　口腔诊所

介绍

复杂治疗　　　　　　　　　常规诊疗

3 **企业化管理体制**

私立医院实行企业化管理；员工为聘用合同制，确保人员配置合理性，使每位员工潜能发挥最大化、效益最有效化。

4 **人员精干**

私立医院规模较小，医务人员精干，面对市场变化具有较为灵活的应变能力，积极引进先进的技术和服务，受益于广大群众。

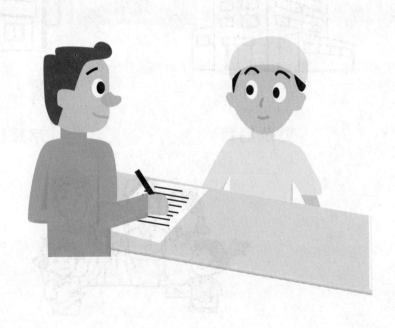

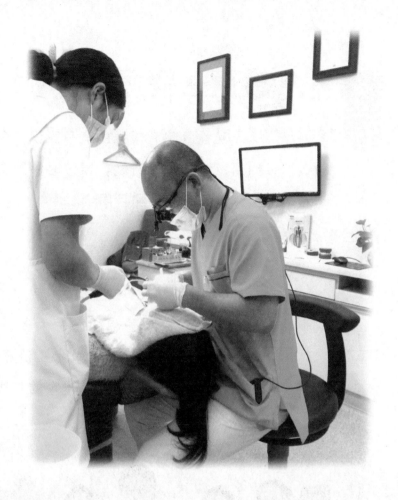

5 医疗环境舒适

　　非公立口腔医院大多拥有高端舒适的环境布局，采用进口原材料和设备器械，细节上体现人性化设计理念，追求国际化。

6 服务态度亲和

私立医院有较强的竞争意识，多采用提前预约制，缩短候诊时间，候诊时供给图书杂志和饮品，服务态度亲和且周全。

7 医疗水准

非公立口腔医院的医生大多自主参加国内外培训课程，相互之间学术交流频繁；注重经验的积累，医生普遍拥有丰富的临床经验。

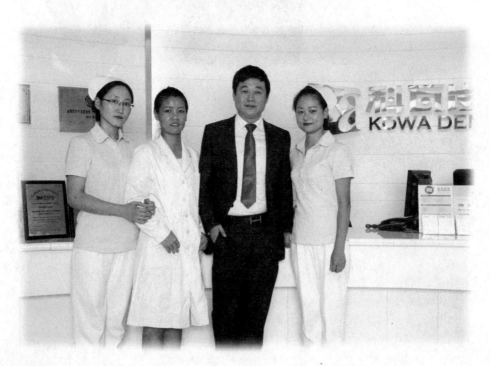

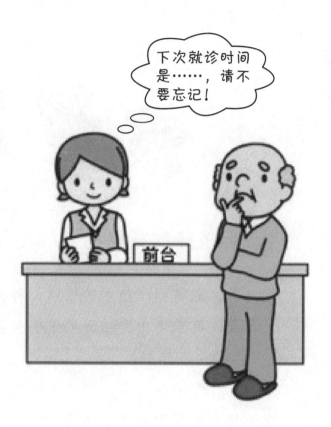

⑧ 跟踪回访

　　非公立口腔医院在治疗结束后通常为患者提供完善的后续服务，如提醒患者下次就诊时间等。在解决患者主诉问题的同时，帮助患者树立正确的口腔清洁意识、改变不良习惯、培养良好的口腔环境，并通过主动回访掌握患者的恢复程度或健康状况。

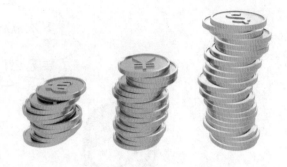

2 种植牙的价格的差异在哪里？

随着科学技术的成熟，种植牙开始慢慢普及。而市场上种植牙的价格参差不齐，让患者不知如何选择。

种植的费用分为种植体植入手术、上部修复体和定期检查三个部分。那么种植价格差异原因到底在哪里？

1 种植牙数量

每个患者牙齿缺失的情况和位置都不相同，自身牙齿的情况也不一样，医生需要根据患者的牙齿情况检查，制订种植方案。相应的，在保证牙齿强度的前提下结合牙槽骨的状况，缺失部位需要种植的数量也有所差异。

2 种植体的品牌

　　目前市场上有相当多生产种植体的制造商。有一直以来从事种植体生产的制造商，也有刚踏入医疗器械领域的新制造商。从2002年我国药品监督局开始批准国外种植体产品进入中国市场，目前在使用的品牌已经多达数十种。不同品牌的发展程度、研究方向各有不同。对患者来说种植体是可以使用长达几十年的东西。一旦10年、20年前的零件出现问题，没有厂家支持很难更换零件。有的品牌目前已经拥有较为成熟的技术和完善的跟踪数据以及稳定的经营者，在各地甚至世界各国都能够轻松找到使用同样种植系统的诊所，术后的维护、保养和回访更为稳定，价格自然也相对较高。

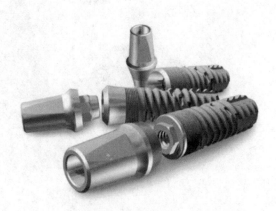

3 种植材料

目前临床上最常用的种植体与基台的材料主要是钛，涂层也以钛或钛合金为基材。钛的耐磨性、耐腐蚀性好，与骨相近，能产生共振，和人体有着很好的生物相容性且无毒无副作用、无刺激，在体内稳定；湿润性好，不易附着有机物，因此在其他医疗上的应用也非常广泛，如人工骨及关节、心脏瓣膜、心脏起博器等。

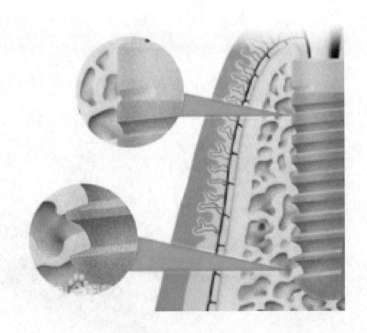

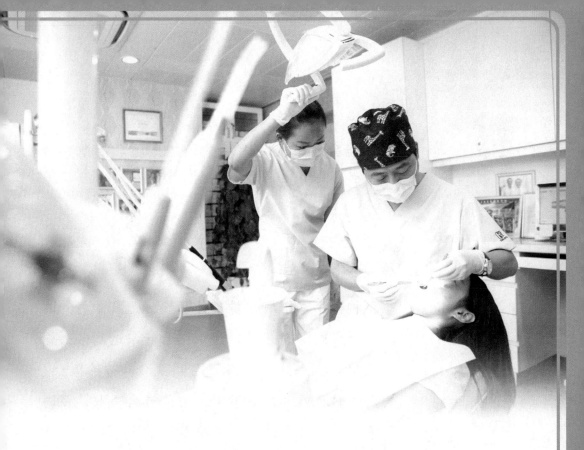

4 所选医院及医生

种植牙手术对医生的技术要求非常高，对医院的设备要求也很严格。为保证手术的安全与效果，建议选择专业的口腔医生。医疗水平、临床经验和服务质量的差距也是影响种植牙价格的原因。

很多人把种植牙当作一劳永逸的事，完全忽略了术后维护、保养这一部分。种植牙本身不会发生龋坏，但植体周围的组织还是会因为细菌感染产生病变。如果完全不去管它，甚至有可能会发生植牙术后失败的危险。因此，种植术后维护和保养十分重要。

5 定期复诊

种植手术以后，种植体需要经过几个月的时间才能和周围的牙槽骨组织结合起来达到较为稳定的状态。在这期间需要定期复诊，并拍摄X线片，随时观察并掌握手术部位的愈合情况，及时避免或控制计划外（如感染等）情况的发生。而有些机构并不具备完善的定期复查制度，对患者术后的愈合情况只是简单医嘱，甚至完全没有交代，增加了植牙术后失败的可能性。

在牙周炎尚未治疗的情况下植入种植体

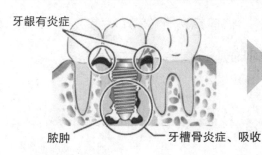

牙龈有炎症

脓肿　　　　　牙槽骨炎症、吸收

● 每5颗植体中将有1颗面临脱落风险（10年后）

● 邻牙拔除的可能性非常高

牙周病改善以后埋入植体，并接受定期检查

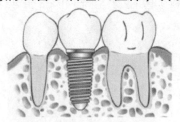

骨整合完成后，通过定期检查
保持稳定的口腔环境

种植体和邻牙
可以保持长期稳定

❻ 种植牙和天然牙之间的协调

　　种植牙与天然牙相互协调，才能维持正常的口腔系统功能。种植牙与天然牙的磨耗速度不同：天然牙始终具有向前、向咬合面方向的运动，而种植牙缺乏这两种定向运动的驱动力。因此，专业的机构会对种植牙进行定期的调𬌗处理，以适应不断变化的咬合关系。另外，种植牙对口腔内大环境的要求更加严苛，只对

缺失部分做修复治疗是远远不够的。针对口腔环境提出整体而系统的治疗方案，才能在修复缺失牙的同时延长剩余牙齿的寿命。

3 技工所会影响牙齿的质量吗？

除了和患者直接接触的医院或诊所以外，技工所也是口腔修复中不可缺少的重要环节。

1 制作流程

修复体的制作大部分在技工所完成。医生通过印模材料在患者口内复制牙齿间的位置关系送至技工所，再由技师用石膏材料模拟患者的牙齿在模型上制作。制作方式大致可分为两种：一种是用电脑扫描牙齿模型，并通过软件设计出修复体的外形，由机器制

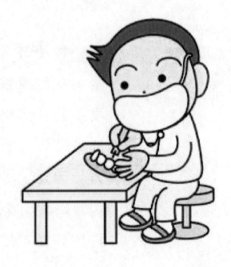

作出内冠，这样的修复体在材料的质量、精密度以及生物相容性等方面都更胜一筹；另一种是传统的，在石膏上雕刻出蜡牙，经过层层加工并反复打磨抛光制作。人工制作需要耗费大量的精力，精密度也难免有所欠缺。不论哪种方式，最终形态的堆塑都是全部由技师手工完成的。而真正的大师手工堆塑出的牙齿，不论形态、色泽，都是无可挑剔的。遗憾的是，这样优秀的技师实在屈指可数。

② 技工所与牙科医院的关系

技工所和牙科医院之间的关系类似于药房和门诊部：临床医生根据患者的病情开处方单，药房依照处方单为患者提供药品。同比牙科医生则根据患者口内情况给出设计单，技工所根据医生的设计来制作最终修复体。

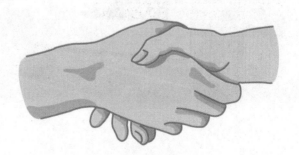

医生在给牙齿做设计之前需要和技师进行沟通，以减小制作时出现的偏差。如果偏差过大，再优秀的医生也没有办法补救。只有医生和技师配合默契，才能打造出令患者满意的修复效果。这也是为什么很多医生喜欢选择固定的技工所或技师的原因。另一方面，现在很多技工所的分工越来越繁杂，技师的专业发展以及技术水平也越来越局限，少有技师可以做到面面精通。所以选择优秀的技师很重要。

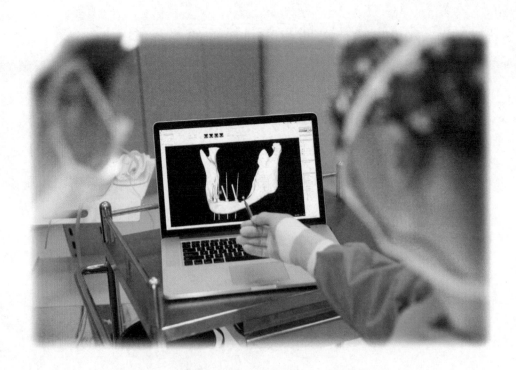

3 材料的选择

　　对于修复体来说，不同的材料不仅仅是价格上的区别，硬度、强度、生物相容性、对美观的要求等等都不一样。如今缺失牙的种植修复日益受到大家的青睐。由于瓷的耐腐蚀性、耐磨性好，色泽更接近天然牙，使用寿命长且不存在金属过敏的问题，目前市场上选择瓷作为种植修复材料的机构越来越多。虽然费用相比其他材料和修复方式较高，但它可以达到比其他材料更好的修复效果。

　　All-on-4®作为全口种植修复的尖端技术，后期修复对于精准度有着非常严格的要求。普通铸造金属在制作过程中会因温度的变化产生收缩，因此All-on-4®选择采用国际先进的CAD/CAM技术。Nobel Biocare公司的Procera® Implant Bridge是世界上最早使用CAD/CAM系统加工的瓷牙，通过特殊的机械式扫描，平均每单颗修复体记录着数万个点，以庞大的数据保证记录的准确性。

　　Procera®的修复有两种材料：纯钛支架+烤塑牙修复、氧化锆支架+烤瓷修复。相比之下，烤瓷可以提供更接近天然牙的色泽，但同时也面临绷瓷且难以修复的风险。而纯钛支架上虽然无法制作烤瓷牙，其烤塑材料更方便医生调整，同时也能够满足绝大多数患者的美观要求。

Procera®至今只在瑞典、美国、日本设有三所加工中心，因此，国内修复体主要的内冠部分都需要运往瑞典Procera加工中心进行制作，之后再送回国内由技师制作形态并调整颜色。

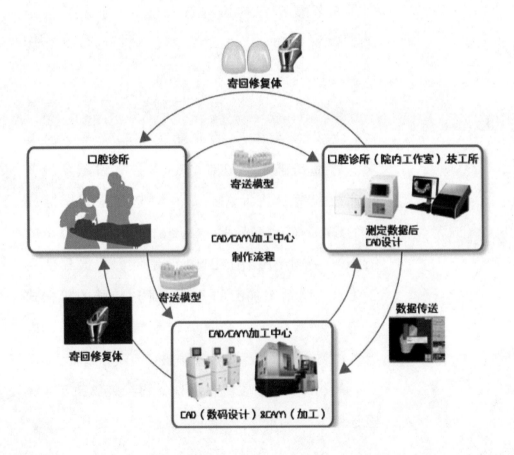

寄回修复体

口腔诊所

寄送模型

口腔诊所（院内工作室）技工所

测定数据后
CAD设计

CAD/CAM加工中心
制作流程

寄送模型

数据传送

寄回修复体

CAD/CAM加工中心

CAD（数码设计）&CAM（加工）

4 如何选择牙医？

专家指出，种植牙作为目前国内口腔治疗领域最热门的治疗内容，已经得到广泛关注和认可，也有众多的机构和医生着手进行种植手术，但是种植毕竟属于外科手术，对于医生的技术和相关硬件设施有相当严格的要求。

作为牙病患者，很多人不知道该如何选择牙医。多数情况下可能是通过亲戚或朋友介绍，这样起码会让人觉得安心。但是，医生的能力真的有保障吗？在听从别人建议的同时，患者自己也需要有一定的识别能力，从而去判断一名医生是否合格，是否有耐心并且负责。作为患者需要从哪些方面判定自己选择的医生是否是个合格的种植牙医呢？

1 医生是否经过正规学习和培训，并且有丰富的种植牙经验

如今牙科医疗机构林立，各种大型小型的、公立私立的。所有的牙科医生每天穿着同样的白大褂就职于这些医疗机构中，无法知道

他们各自的能力及特长。这时学历似乎成为一种能力的象征。

国家卫生部是要求口腔医生必须拥有执业资质证书。它能够帮我们筛选并排除一部分技术能力不合格的牙科从业人员。

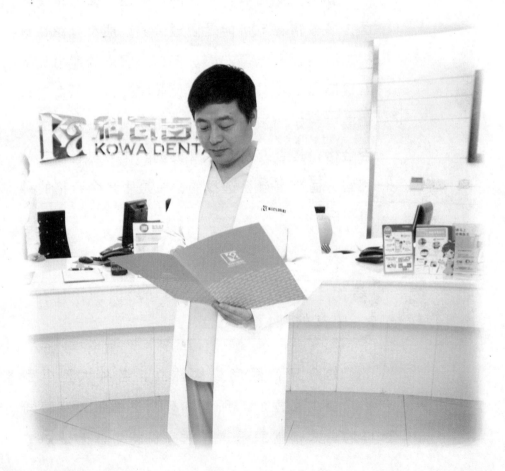

尽管当今社会越来越认同实力，认为证书和能力不一定成正比，但第一毕业学校还是很重要。很多人半路转专业，虽然参加了资格考试，但专业知识掌握得也许并不如本专业出身的医生那样通透和全面，尤其是在口腔这个需要长期实践的领域里。证书是最基础的、踏入门槛的条件，单薄的一张纸承载的是医生掌握的无数本厚重的专业书。

　　在硬件设备相同的情况下，经验丰富的医生通常是患者的第一选择。拥有丰富临床经验的医生接触过的病例种类多，面对不同的问题能够灵活地选择处理方案，治疗和操作过程中也会尽量温柔，避免因为碰撞或用力过度给患者带来的疼痛。

❷ 医生是否能和您顺利交流

　　虽然治疗过程中大部分时间由医生占主导地位，但患者有权利也有必要向医生提出自己的需要和想法。因此，能否顺利地沟通、传达自己的想法直接决定了患者的满意度。

　　很多人看病都喜欢找老医生，因为老医生

的经验更丰富些。但是口腔医学发展很快，新材料、新技术不断更新，中青年医生掌握新技术、新材料的速度更快、能力更强，其知识体系更新。对于口腔患者而言，看口腔黏膜病适合去找老医生诊治，其他疾患老医生相对年轻医生则没有明显优势。

患者需要有受到重视的感觉。不论布置成什么样，医院这样的环境都会让人变得紧张。医生需要耐心地安抚患者的心情，解决患者的负面情绪。在放松的状态下，治疗才能更加流畅、迅速地进行。

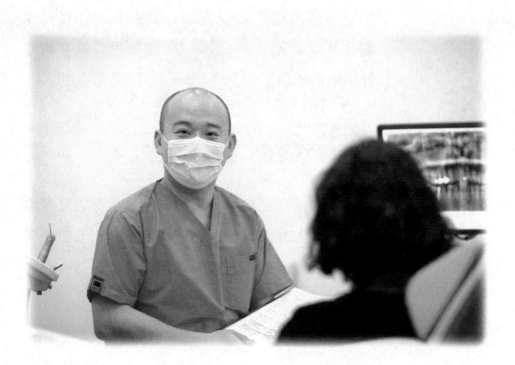

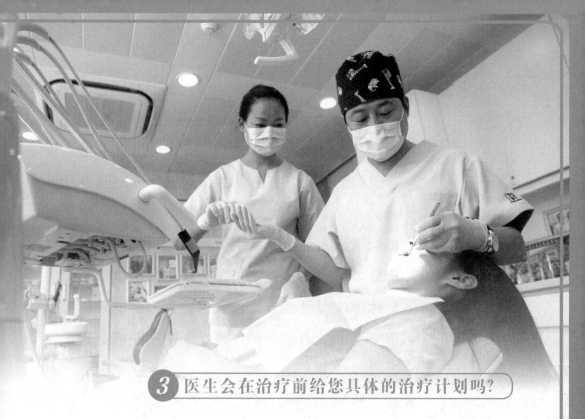

3 医生会在治疗前给您具体的治疗计划吗?

随着科学技术的发展,以往那样"痛就拔掉"的治疗理念已经基本消失。树脂充填、嵌体修复、冠修复、种植等等全新的少痛甚至无痛的治疗方式一一呈现在患者面前。不同于对商品的选择,大部分患者没有这方面的专业知识,需要医生根据患者的情况选择治疗方案、制订治疗计划。而患者和治疗方式之间也面临着双向选择。

就种植来说,这是一种以人工方式重获缺失牙齿的方法,虽然有骨再生引导术等等辅助手段,但种植对于口腔内环境、牙槽骨条件等仍有较为苛刻的要求。

种植手术不同于简单的补牙或者是拔牙。一颗种植体想要和牙槽骨更好地结合在一起、获得足够的支持力，术前需要大量的资料采集和分析。牙科常常拍摄的X线片显示的是平面的二维图像。而在种植手术中，医生不仅仅需要掌握牙槽骨的厚度，还需要根据牙槽骨的宽度选择合适的种植体型号。因此，医生会在术前要求患者拍摄CT，以此获得三维图像分析判断患者是否适合进行种植手术。

传统的种植手术大致分为三个阶段：首先拔除已经失去功能的牙齿，待牙槽骨愈合到能够给种植体提供足够强度支持力的时候，植入种植体。接下来的时间里，纯钛的植体会和周围的牙槽骨渐渐结合在一起，逐步达到最稳定的状态。3～4个月之后，医生会准备取模，并送去技工所制作最终的上部修复。

随着现代人生活节奏的加快，即刻种植、All-on-4®等技术应运而生。相比传统种植缩短了不少治疗周期，但这项技术并不适合所有患者。而根据个人身体条件、需要修复的位置不同，每个人的治疗周期也都会有所差异。因此，医生在术前需要对患者的整体状态做评估，对治疗时间和费用做出预算。一般来说，患者需要在术前掌握每一阶段治疗的大致时间，这样才能提前做出安排以达到最好的配合。而治疗过程中可能出现预料之外的情况，医生也需要及时调整治疗计划并和患者协商治疗时间。

在新生技术出现的同时，传统的治疗手段并没有立刻被抛弃。单从费用上来说，传统治疗方法相对来说优势明显。因此，医生在设计治疗方案的时候应该给患者留有选择的余地，但也需详尽地告知患者每种方案的利弊，包括可能带来的不良后果等。

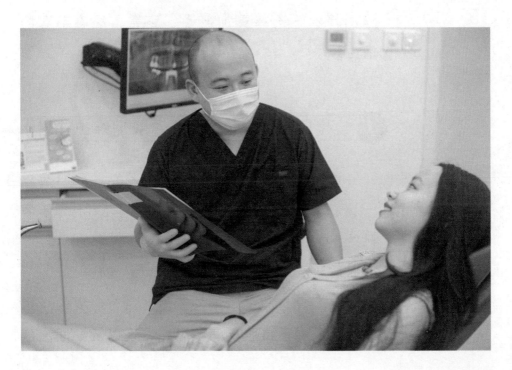

对于什么都不懂的患者来说，听从医生的建议固然是安全并且正确的，但不同医生的出发点也不尽相同。有医生会建议进行系统治疗以减少未来可能出现的问题，也有医生主张用最短的时间、最经济的办法解决眼下的痛楚。不排除部分医生以自己的利益为出发点，盲目诊断、随意治疗，以收入为目的，敷衍性地解决患者的"痛"，不能从根本上解决问题，甚至留下隐患。作为消费者不仅有权利根据自己的实际需要、时间安排、经济条件等选择最适合自己的治疗方案，更应该在掌握一定相关知识的情况下选择更加严谨、可靠、经验丰富的医生。

4 治疗后合理的定期检查、长期维护计划

通常医生都会叮嘱患者3～6个月定期检查一次。大多数患者会质疑：自己有龋坏的牙齿已经治疗结束，现在牙齿都是很健康的，为什么以后还要过来检查？觉得没有必要。

其实，口腔的定期检查是非常有必要的。定期检查，对于口腔疾病的早期发现以及早期治疗

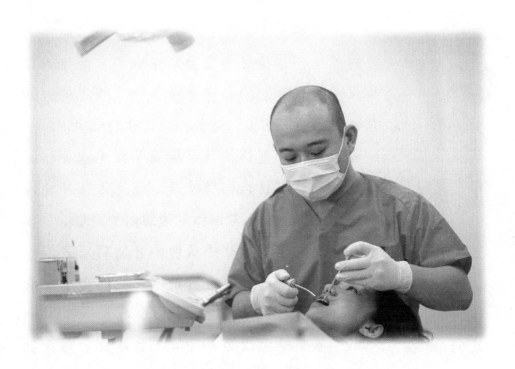

具有重要的意义。医生建议患者每3个月或半年做一次全面口腔检查，包括龋齿、牙周情况、以及口腔黏膜等，这样做是为了更好的维护口腔健康。因为早期的口腔疾患是不容觉察的。

龋齿的发生是一个渐进性的过程，在早期是没有自觉症状的，直到发展到一定的程度，才会出现疼痛而被重视。同样，牙周炎在早期只是牙龈出血等较轻微的症状，患者多会忽视，等牙齿松动时才会到医院就诊，这时多已错过最佳就诊时机。

医生并不是万能的，有时候错过了最佳治疗时间，不仅治疗方案会复杂很多，而且效果也未必会很理想。但患者在治疗上所花的时间与费用却要多很多，所受的痛苦亦会更大。

可见，不能认为曾经接受了完善的牙科治疗就能高枕无忧、一劳永逸。定期进行牙科检查是真正具备爱牙意识和爱牙知识的表现。

牙周的维护治疗不仅伴随牙周病患者的一生，其与正畸、修复、种植医生也有很密切的关系，甚至关乎其治疗计划的成败。

牙周维护治疗也称牙周支持治疗，是正规牙周系统性治疗计划中不可缺少的部分，是牙周疗效得以长期保持的先决条件，开始于牙周基础治疗完成后：医生根据患者的个体病情，制订合理的牙周维护计划，有助于患者维护口腔健康。牙周维护的目的是保持牙齿和牙列的功能，尽量防止或减少牙周疾病的进展和复发，防止或减少牙齿脱落及假牙修复，改善原有症状和简化未来的手术或不必要手术。有效的牙周维护依赖于牙周病早期诊断和治疗，以及医生对患者的指导教育。

5 通过网络如何判断牙科医院？

　　如今通过网络渠道获取信息的人越来越多，但网络上过于庞大而又杂乱的信息量让人很难做出选择。怎样通过网络渠道判断牙科医院是否可靠？

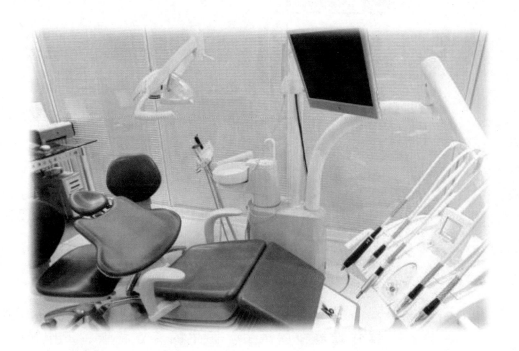

1 医院资质

任何一家正规的医院都需要具备国家认证的营业资质和相关证件。很多网站现在也已经面向广大市民开放企业或机构资质的相关查询渠道。

2 医院规模

医院的规模指的不仅仅是占地面积的多少，还包括医护人员分配、就诊患者的数量等等。一个专科口腔医院的规模大小，一方面代表了医院的实力，另一方面也能窥测出医院的来诊量及诚信经营理念。

3 医生资质

解决患者痛苦的并不是冰冷的招牌，而是操作着器械的医生。医生的专业背景、工作经验等，都是判断一家医院是否可靠的标准。

4 材料设备

　　材料是影响口腔诊疗的又一个重要因素，好的材料不仅能让牙齿美观舒适，而且能让治疗效果长久有效。越好的材料成本往往越高，但并不是价格高就一定好。有职业道德的医生会根据患者自身需要推荐最适合而不是最贵的材料。

5 案例效果

　　通过最直观的方式了解治疗的效果，可以缩小治疗结果与和患者想象的差距，减少患者不必要的担心。而一份份完整的诊疗案例，也是医生技术最好的体现。

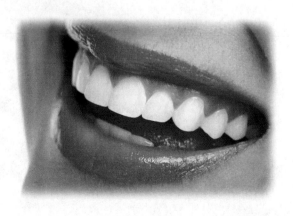

6 消毒流程

　　正规专业的口腔医院需要严格遵行"一医、一助、一室、一机、一盘、一针、一灭菌"，"七个一"专业规范诊疗服务，真正实现无痛、无交叉感染、无远期障碍的"三无"理念。在保障患者安全的同时也对自身的健康负责。

　　牙齿好比车，需要定期保养和维护，才能延长寿命、光亮如新。在人们越发注重健康的现在，不少"三无"诊所和所谓的"牙医"混在复杂的市场中，打着低价的招牌做着无良的"治疗"。作为消费者在考虑费用的同时更要擦亮眼睛，慎重选择专业的牙科医院，对自己和家人负责。

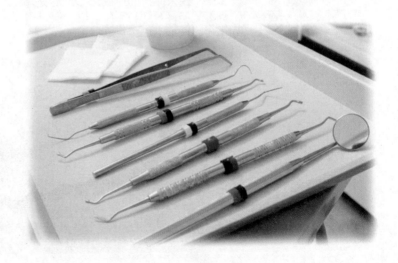